第 57 回日本医学教育学会大会総会及び学会大会案内（第 5 報）

（一社）日本医学教育学会
理事長：錦織宏
第 57 回日本医学教育学会大会
大会長：羽渕友則（秋田大学　医学部長）
大会実行委員長：長谷川仁志（医学教育学講座教授）

【(1) 大会全体概要（予定）】

　公募シンポジウム，WS に続き，一般演題（口演・e ポスター），YIA，SA，大会企画にたくさんのご応募をいただきまして本当にありがとうございました．海外からの応募も増えてきており，国際色豊かな大会になりそうです．大会は，（プレコングレス WS として 7 月 24 日（木）17 時から 6 企画が行われ，）初日である 7 月 25 日（金）朝 9 時から対面 14 列（シンポジウム・講演 4 列，WS5 列，一般演題口演 2 列，e ポスター3 列）で始まる予定です．同日，午後からは，国内・外参加者全員参加のオープニングセレモニーを初開催します．また，オンデマンドシンポジウム（22 企画）および e ポスター（約 280 演題）は，大会約 1 週前から 9 月末ころまでの予定で参加登録者された皆様に配信いたします．

　大会期間 3 日間（+オンデマンド期間）にわたり，これからの医学教育の方向性を知る学びの多い学会になりますので，皆様お誘い合わせの上，多数ご参加いただければ幸いです！

===秋田大会の企画全体概要（予定案）===

☐オープニングセレモニー
　・大会長講演
　・実行委員長講演　秋田宣言 2025
　・招待演者・海外演者紹介
　・理事長講演
　・APMEC 理事長メッセージ（動画）
　・AMEE-JSME 連携企画：招請講演（AMEE）等

☐招請講演
☐オンデマンド講演
☐大会長特別企画シンポジウム
　・日本の医療状況をどう教えるか－これだけは教えたい－
☐日韓台合同シンポジウム
　・医療者教育のデジタル化―東アジアの現状を共有する―
☐アジア太平洋医学教育者交流シンポジウム
　・デジタルを用いたシミュレーション教育の展望―世界の潮流を知る―
☐インターナショナルワークショップ
　・シミュレーション教育のデブリーフィングスキルを磨く！
　・シミュレーション教育をアクティブラーニングにする！―ハワイ大学 SimTiki 特別企画―
　・効果的な臨床教育の Tips
☐医学教育賞受賞者表彰式・講演
　・牛場賞・懸田賞

□ JSME57 特別企画（シンポジウム）
- ・次世代に向けたデジタル教育の新たなステージを見据えて
- ・次世代の医学・医療を支える外科医の教育戦略
- ・ポストコロナ時代の地域医療教育：持続可能な医療人材の養成から共創へ
- ・メイヨークリニックから学ぶ：日々の多様な状況への対応をどう教育するか─思慮深く思いやりある医療提供者を育成するために−

　　　　──以下，公開シンポジウム──

- ・第2回全国シンポジウム（学生セッション含む）『チームビルディング・組織の質を確実に向上するための同職種・多職種連携デジタル卒前・卒後・生涯教育ネットワーク構築シンポジウム』
- ・市民公開シンポジウム （対象：市民，医療者，医療関係者，学生）

『市民・社会と医療者がより協働する新しい時代へ：生成 AI とつくるこれからの医療のかたち』

□シンポジウム（17 企画）
□オンデマンドシンポジウム （22 企画）
□プレコングレスワークショップ（6 企画）
□ワークショップ（41 企画）
□スポンサードシンポジウム，スポンサードワークショップ
□ランチョンセミナー
□優秀発表賞セッション
- ・Young Investigator Award（YIA）　　　　　・Student Award（SA）

□一般口演 （約 160 演題予定）
□e ポスターセッション （約 280 演題予定）

＝＝＝＝＝＝＝＝＝＝＝＝＝＝＝＝＝＝＝＝＝＝＝＝＝＝

【(2) 事前収録オンデマンドシンポジウム動画，および e ポスター（発表スライド）PDF のファイル提出期限は，6 月 25 日（水）です.】

　配信準備の都合上，事前収録オンデマンドシンポジウム（上限 120 分を目安）は，ズーム等を利用してメンバーで実施したシンポジウムの動画ファイルを，大会 1 カ月前の 6 月 25 日（水）まで提出いただく予定です．e ポスター（発表スライド）PDF も同様です，早めの準備をお願いいたします．

【(3) 6 月初旬から参加受付を開始する予定です. ★重要！事前に早めのホテル予約をお願いします!!】

　学会後半に県内で大きな音楽イベントがあり，より早めのホテル予約が必須です．大会でお願いした旅行会社でおさえることができた会場・秋田駅周辺のホテル（約 500 室）については，現在，学会 HP から予約受付中ですが，既にかなり少なくなってきました．予約が未だの方は，必ず今のうちに学会 HP（https://www.congre.co.jp/jsme57/accommodation.html）からご予約ください．

　（今後，学会 HP 以外からの予約は，相当に厳しい状況になりますのでご留意ください！！！！）

◆主　催：秋田大学医学部・秋田大学関連病院協議会
　第 57 回日本医学教育学会大会　事務局（秋田大学大学院医学系研究科　医学教育学講座内）

◆問い合わせ先：第 57 回日本医学教育学会大会　運営事務局　株式会社コングレ東北支社
　〒980-0811 仙台市青葉区一番町 4-6-1　仙台第一生命タワービルディング 19 階
　TEL 022-723-3211　FAX 022-723-3210　E-mail　jsme57@congre.co.jp

2025 年 4 月 25 日

(一)日本医学教育学会
理事長　錦織　宏

2028 年　第 60 回日本医学教育学会大会の公募中止について

　学術大会の主催施設の選定に関して，学会員の皆様にお伝えしたいことがあり，本誌面を借りて，ご報告申し上げます．

　昨年，本誌上において公募しておりました本学会の第 59 回学術大会の主催施設についてですが，複数の施設（2 大学）から応募をいただきました．主催施設の決定にあたり，本学会執行部で検討した結果，一校に第 59 回学術大会の主催をお願いし，もう一校に第 60 回学術大会の主催をお願いすることを理事会に提案申し上げ，承認されました．これを受けて，2025 年 12 月締切で予定しておりました第 60 回学術大会（2028 年開催）の主催施設の公募は行わないことといたしますので，ご承知おきください．

　なお，本学会において複数の施設から学術大会の主催の応募をいただくことはこれまでにあまりなく，その場合の決定プロセスについて規約は整備されていませんでした．今後，再び複数の施設から応募をいただくこともあり得ますので，その場合の決定プロセスについて理事会で検討を進めていく予定です．

　本件に関しまして，ご意見などがありましたら，学会事務局までお寄せください．

日本医学教育学会入会のお勧め

日本医学教育学会

　日本医学教育学会は，医学教育に関する研究の充実・発展ならびにその成果の普及を目的とし，1969（昭和44）年に創立されて以来，日本医学会分科会としても活発な活動を行っております．

　その間の社会と医学・医療の変化はまさに激しく，かつ外国との関わりも急速に高まっています．それらの変化にいかに対応するかは，次の世代の保健・医療を考えるとき，極めて深刻な問題であります．

　各個人，各機関や行政の努力による改善もさることながら，医学教育に関わる医師，コメディカル関係者ならびに学生が，全国的な組織と討議の場を持って，内外の情報や意見を交流し，上記の変化に対応することは重要であり，それを通じて開発できるものも少なくないと考えられます．

　本学会はそのような立場に立って，機関誌「医学教育」の刊行，毎年の大会および総会の開催，各種の常置委員会・ワーキンググループの活動を中心に，医学教育者のためのワークショップ・入学者選抜討議会・カリキュラム研究会などを開催し，わが国のみならず国際的にも医学教育の改善を推進してきました．

　以上の状況をご理解いただき，会員の皆様に，この入会申込みカードを活用し，一人でも多くの方々に入会をお勧めくださいますようお願いいたします．なお，機関会員（医学教育に携わる大学，病院，その他の団体），賛助会員（本会に賛同する法人または個人）への入会をご希望のかたには，別途下記申込み先にご連絡くださるようお取り計らいください．

　年会費（入会金不要，会計年度は6月〜5月）：
　　　　　個人会員　10,000円　　　　学生会員　　　　3,000円
　　　　　機関会員　80,000円　　　　賛助会員　1口50,000円
　なお会費振込み用紙は入会申込み受け付け後送付いたします．
　機関紙：入会年度発行の「医学教育」を残部のある限り第1号からお送りいたします．
　申込み先・問合せ先：〒112-0012　東京都文京区大塚5-3-13　小石川アーバン4階
　　　　　　　　　　　一般社団法人　学会支援機構内　日本医学教育学会
　　　　　　　　　　　TEL 03-5981-6011, FAX 03-5981-6012

日本医学教育学会

□個人会員・□学生会員　入会申込みカード　　160-□□□□
（個人・学生のいずれかに✓で示してください）　　（申込み年月日：　　年　　月　　日）

氏名	ローマ字	氏　　　　名		性　別	男　・　女
	漢字			生年月日	19　年　月　日
□自宅		〒　-		電話	－　　－
				FAX	－　　－
				e-mail	
□所属機関	正式名称			職名・身分	
	所在地	〒　-		電話	－　　－
				FAX	－　　－
				e-mail	
最終学歴（正式名称）					年卒業（見込み）
専門分野			本カード入手機会	1．本学会大会　2．本学会誌　3．知人 4．ワークショップ（a. 貴機関　b. 富士研　c. 臨床研修） 5．その他（　　　　　　　　　　　　　　　）	

連絡先を自宅・所属機関の□のいずれかに✓で示してください

（日本医学教育学会入会にご利用ください）

郵便はがき

１１２－００１２

切手をお貼
りください

東京都文京区大塚５—３—13
一般社団法人 学会支援機構内 小石川プラザ４階

日本医学教育学会 御中

TEL （０３）５９８１—６０１６
FAX （０３）５９８１—６０１２

医学教育白書 2022年版('19〜'22)

監修／日本医学教育学会
編集／日本医学教育学会
　　　広報・情報基盤委員会

4年に一度の刊行。
この1冊で、4年間の医学教育における動向と、これからの将来展望が把握できる。
すべての医学教育関係者、必携の指針書。

【目次】

巻頭言　日本医学教育学会
　　　　理事長　小西靖彦

第1部　現状と振り返り
1. 医学教育のこれまでとこれから
2. 入学者選抜
3. 初年次学習
4. 医学英語教育
5. 基礎医学教育
6. 行動科学教育
7. プロフェッショナリズム教育
8. 社会医学教育
9. 医療安全教育
10. 感染症教育
11. 臨床倫理教育
12. 臨床医学教育
13. 医療面接技能
14. 身体診察技能
15. シミュレーション教育
16. 模擬患者養成
17. 地域基盤型教育
18. Interprofessional Education
19. 共用試験CBT
20. 共用試験臨床実習前OSCE
21. 医学教育モデル・コア・カリキュラム改訂
22. 診療参加型臨床実習
23. 共用試験臨床実習後OSCE
24. 卒後臨床研修
25. 生涯学習
26. キャリアデザイン
27. 医学研究法教育
28. FD・SD
29. 医学教育研究
30. 認定医学教育専門家制度
31. 医学教育担当部門の現状
32. 医師国家試験
33. 医学教育行政
34. 日本医学教育評価機構（JACME）の活動
35. 卒後臨床研修評価機構の活動
36. 日本専門医機構の活動
37. 医療研修推進財団の活動
38. 医学教育振興財団の活動
39. 全国医学部長病院長会議の活動

第2部　新たな展開
1. アクティブ・ラーニング
2. 遠隔教育：WFME基準の観点から
3. ICT活用教育
4. オンライン活用教育改善のポイント
5. Instructional Design
6. アウトカム（コンピテンシー）基盤型教育の新たな展開
7. 学習者評価
8. 業務基盤型評価
9. 自己調整学習
10. 学生支援
11. 教員評価
12. プログラム評価
13. Institutional Research
14. グローバル化に対応した医学教育
15. 少子化，超高齢社会と医療者教育
16. 特定行為に係る看護師の研修制度
17. 地域枠の現状と今後の展望
18. 総合診療専門医

第3部　新型コロナウイルス感染症と医学教育
1. オンライン教育ツール
2. 講義・実習
3. 試験
4. 臨床実習
5. 学生の参画
6. 卒後臨床研修

第4部　医療系専門職教育
1. 医師
2. 歯科医師
3. 保健師
4. 助産師
5. 看護師
6. 歯科衛生士
7. 診療放射線技師
8. 臨床検査技師
9. 薬剤師
10. 管理栄養士
11. 理学療法士
12. 作業療法士
13. 視能訓練士
14. 臨床工学技士
15. 義肢装具士
16. 社会福祉士
17. 介護福祉士
18. 救急救命士
19. あん摩マッサージ指圧，はり，きゅう師
20. 柔道整復師
21. 歯科技工士
22. 言語聴覚士
23. 精神保健福祉士
24. 公認心理師

第5部　日本医学教育学会の活動
1. 学会誌編集委員会
2. 広報・情報基盤委員会
3. 学会国際化委員会
4. 医学教育専門家委員会
5. 教育業績・FD委員会
6. 学術大会運営委員会
7. 教育病院委員会
8. 専門医教育委員会
9. 生涯教育委員会・生涯教育部会
10. 教育プログラム評価推進委員会
11. 多様性推進委員会
12. 研究推進委員会
13. 医学教育賞等特別委員会
14. 選挙特別委員会
15. 医学教育サイバーシンポジウム特別委員会
16. 臨床実習前医学教育部会
17. シミュレーション教育部会
18. ICT教育部会
19. 学習者評価部会
20. 入学者選抜部会
21. 臨床実習教育部会
22. 臨床研修部会
23. 専門研修部会
24. 行動科学・社会科学部会
25. プロフェッショナリズム部会
26. 地域医療教育部会
27. 多職種連携教育部会
28. 若手による医学教育とそのキャリア支援部会
29. 第19期・第20期の活動を振り返って

第6部　日本医学教育学会大会
1. 第50回日本医学教育学会大会
2. 第51回日本医学教育学会大会
3. 第52回日本医学教育学会大会
4. 第53回日本医学教育学会大会
索引

発行日：2022年7月25日　定価：¥6,000（税別）　並製／B5判／434頁
ISBN978-4-86705-816-9　C3947

発売　株式会社 篠原出版新社

〒113-0034　東京都文京区湯島3-3-4 高柳ビル
TEL.03-5812-4191　FAX.03-5812-4292　E-mail：info@shinoharashinsha.co.jp

医学教育

第 56 巻・第 2 号　令和 7 年 4 月 25 日

エディトリアル

日本医学教育学会誌の新たな展開
―学術誌としての進化と投稿規程改定の意義―
　　学会誌編集委員会
　　武田　裕子, 西城　卓也, 椎橋実智男, 錦織　　宏,
　　菊川　　誠, 松山　　泰, 中村真理子, 前野　貴美,
　　土屋　静馬, 今福輪太郎, 高村　昭輝, 鶴田　　潤,
　　八木　街子, 宮地　由佳, 尾原　晴雄, 長崎　一哉,
　　野村　　理, 片岡　裕貴 ……………………………………………… 87

原　著

臨床能力獲得における学位研究経験の意義に関する調査
　　青木　浩樹, 菊川　　誠 ……………………………………………… 99

総　説

医学教育の論文執筆における生成 AI の活用：
研究計画立案から論文執筆までの実践的アプローチ
　　笠井　　大 ……………………………………………………………… 113

招待論文

日本医学教育評価機構による医学教育評価
1 巡目評価の総括と今後の展開
　　奈良　信雄 ……………………………………………………………… 125

掲示板（意見）

解剖学実習における双方向映像通信システムを用いたリモートグループワークの
実現
　　吉川　知志, 今崎　　剛, 河野　誠司, 仁田英里子,
　　仁田　　亮 …………………………………………………………… 134

第 57 回日本医学教育学会総会及び学会大会案内（第 5 報）………………… 前付
2028 年日本医学教育学会大会の公募中止について ……………………………… 前付
第 23 期日本医学教育学会　第 2 回理事会議事録 ……………………………… 136
機関会員・賛助会員一覧 …………………………………………………………… 141
投稿規程 ……………………………………………………………………………… 146
編集後記　　　武田　裕子 ………………………………………………………… 148

今回の表紙の写真は，名古屋市立大学医学部よりご提供いただきました．

　名古屋市立大学医学部は，1943年に設置された名古屋市立女子高等医学専門学校を前身とし，1950年に設立
されました．「人間味にあふれた医師の育成」を使命に掲げ，医学部パンフレットの表紙には「根底にあるのは
人間への深い愛」という言葉を掲載しています．

　現在，本学部では大規模なカリキュラム改革を進めており，なかでもプロフェッショナリズムや行動科学の
教育に力を入れています．また，公立大学として，名古屋市都市圏の地域医療や福祉に貢献できる医師の育成も，
重要な使命のひとつです．6つの附属病院を教育フィールドとして，高度急性期から回復期・慢性期に至るまで，
幅広い医療現場で教員による実践的な指導が行えることも，本学の教育の大きな特徴です．

（文責：教育担当 副医学研究科長　加藤洋一）

編集委員会

武田　裕子（順天堂大，編集委員長）	西城　卓也（岐阜大，副編集委員長）	椎橋実智男（埼玉医大）
錦織　　宏（名古屋大）	菊川　誠（九州大）	松山　泰（自治医科大）
中村真理子（慈恵医大）	前野　貴美（筑波大）	土屋　静馬（昭和大）
今福輪太郎（名古屋市立大）	高村　昭輝（富山大）	鶴田　潤（東京科学大）
八木　街子（自治医科大）	宮地　由佳（岐阜大）	尾原　晴雄（沖縄県立中部病院）
長崎　一哉（水戸協同病院）	野村　理（岐阜大）	片岡　裕貴（京都民医連あすかい病院）

Manuscript Editor　Marcellus NEALY（順天堂大）

Medical Education (Japan)

Vol. 56 No. 2　April 2025

OFFICIAL JOURNAL OF JAPAN SOCIETY FOR MEDICAL EDUCATION

Editorial

Advancing the Japanese Medical Education Journal:

Academic Evolution and the Significance of Submission Guideline Revisions

　　　　Journal Editorial Board

　　　　　　　　　　　　　　Yuko TAKEDA,　Takuya SAIKI,　Michio SHIIBASHI,

　　　　　　　　　　　　　　Hiroshi NISHIGORI,　Makoto KIKUKAWA,　Yasushi MATSUYAMA,

　　　　　　　　　　　　　　Mariko NAKAMURA,　Takami MAENO,　Shizuma TSUCHIYA,

　　　　　　　　　　　　　　Rintaro IMAFUKU,　Akiteru TAKAMURA,　Jun TSURUTA,

　　　　　　　　　　　　　　Machiko YAGI,　Yuka MIYACHI,　Haruo OBARA,

　　　　　　　　　　　　　　Kazuya NAGASAKI,　Osamu NOMURA,　Yuki KATAOKA ·················· 87

Original Research Papers

The Relationship Between PhD Research Experience and Clinical Competency of Physicians

　　　　　　　　　　　　　　Hiroki AOKI,　Makoto KIKUKAWA ······································ 99

Review Articles

Utilization of Generative AI in Research and Academic Writing in Medical Education:

A Practical Approach from Research Planning to Manuscript Preparation

　　　　　　　　　　　　　　Hajime KASA ·· 113

Invited Papers

Summary of the 1st Round Accreditation of 82 Medical Schools and Future Prospects

　　　　　　　　　　　　　　Nobuo NARA ·· 125

Letters to Editor

Implementing Remote Group Work Using an Interactive Video Communication System in the Anatomy

　　　　　　　　Practice

　　　　　　　　　　　　　　Satoshi KIKKAWA,　Tsuyoshi IMASAKI,　Seiji KAWANO,

　　　　　　　　　　　　　　Eriko NITTA,　Ryo NITTA ·· 134

　　　　　　　　　　　　Announcement on the 57th Annual Meeting of the Japan Society for
　　　　　　　　　　　　Medical Education (5th announcement)

　　　　　　　　　　　　Cancellation of the Call for Institutions to the 60th Annual Meeting of the
　　　　　　　　　　　　Japan Society for Medical Education in 2028

　　　　　　　　　　　　Proceedings from the 2st Board Meeting of the 23rd Term of the Japan So-
　　　　　　　　　　　　ciety for Medical Education ·· 136

　　　　　　　　　　　　Institutional Members & Supporting Members List ······················· 141

　　　　　　　　　　　　Author Guidelines ·· 146

　　　　　　　　　　　　Editor's Note　　　　　　　　Yuko TAKEDA ······························· 148

EDITORIAL BOARD

Yuko TAKEDA (Juntendo U, Chair), Takuya SAIKI (Gifu U, Co-Chair),
Michio SHIIBASHI (Saitama Med U), Hiroshi Nishigori (Nagoya U),
Makoto KIKUKAWA (Kyushu U), Yasushi MATSUYAMA (Jichi U),
Mariko NAKAMURA (Jikei U), Takami MAENO (Tsukuba U),
Shizuma TSUCHIYA (Showa U), Rintaro IMAFUKU (Nagoya City U),
Akiteru TAKAMURA (Toyama U), Jun TSURUTA (Tokyo Kagaku U),
Machiko YAGI (Jichi U), Yuka MIYACHI (Gifu U),
Haruo OBARA (Okinawa Chubu HP), Kazuya NAGASAKI (Mito Kyodo General HP),
Osamu NOMURA (Gifu U), Yuki KATAOKA (Asukai Hp),

Manuscript Editor

Marcellus NEALY (Juntendo U)

Association for Supporting Academic Societies
4F, 5-3-13 Otsuka, Bunkyo-ku, Tokyo, 112-0012, Japan
(Tel: 03-5981-6011, Fax: 03-5981-6012)

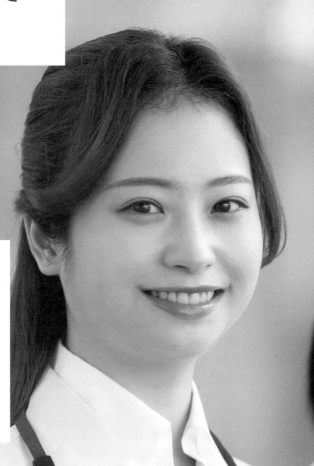

Beyond distance
コンピュータ試験(CBT)で受験機会の格差を解消

世界約5,000(国内130)以上からなる業界最大規模の信頼できるテストセンターネットワークを有するピアソンVUEは、世界中の120以上の医療、介護、ヘルスケアおよびウェルネスの試験プログラムを提供しています。

研修医の選考プロセスにおいても従来の紙試験に代わりCBT方式を取り入れることで、全国および海外から優秀な研修医を募集することが可能となります。

» 日本国内のみならず世界中の潜在受験者へのリーチの拡大

» 受験会場までの移動時間と費用負担を軽減することで受験者の地域格差を解消

また、CBTなら試験運営にかかる事務局の負担やリソースも削減できます。CBT方式を活用して、世界中から優秀な人材を研修医に迎えましょう。

CBTサービスの詳細については、お気軽にお問い合わせください。
ピアソンVUE | ナショナル・コンピュータ・システムズ・ジャパン(株)

CBTサービスに関する詳細:
PearsonVUE.co.jp/medical

お問合せフォーム:
PearsonVUE.co.jp/contact-biz

エディトリアル

日本医学教育学会誌の新たな展開
－学術誌としての進化と投稿規程改定の意義－

学会誌編集委員会

武田　裕子[*1]　西城　卓也[*2]　椎橋　実智男[*3]　錦織　宏[*4]
菊川　誠[*5]　松山　泰[*6]　中村　真理子[*7]　前野　貴美[*8]
土屋　静馬[*9]　今福　輪太郎[*10]　高村　昭輝[*11]　鶴田　潤[*12]
八木　街子[*13]　宮地　由佳[*2]　尾原　晴雄[*14]　長崎　一哉[*15]
野村　理[*2]，片岡　裕貴[*16]

要旨

　学会誌の役割は時代とともに変化する．学術出版のあり方も多様化し，従来の紙媒体による論文掲載から，より広く発信するオープン・アクセス化への流れが加速している．このような状況の変化に対応し，医学教育における学術的な発展に資するため，本誌「医学教育」は投稿規程を全面的に改定した．2025年1月17日より，新投稿規程で論文投稿の受付，査読，編集を行っている．

　学会誌編集委員会では，投稿規程の改定から始まる学会誌の新たな展開をテーマに座談会を開催した．そこで議論された本誌が担う役割と学会員，投稿者および読者にとっての意義を，参加編集委員の発言を引用しながら解説する．編集委員の発言は，引用符を付けイタリックで紹介している．本誌の編集スタンスの一端を知っていただけるのではないかと考える．

キーワード：日本医学教育学会，学術誌，投稿規程，編集方針

Editorial

Advancing the Japanese Medical Education Journal:
Academic Evolution and the Significance of Submission Guideline Revisions

Journal Editorial Board

Yuko TAKEDA[*1], Takuya SAIKI[*2], Michio SHIIBASHI[*3], Hiroshi NISHIGORI[*4], Makoto KIKUKAWA[*5],
Yasushi MATSUYAMA[*6], Mariko NAKAMURA[*7], Takami MAENO[*8], Shizuma TSUCHIYA[*9],
Rintaro IMAFUKU[*10], Akiteru TAKAMURA[*11], Jun TSURUTA[*12], Machiko YAGI[*13], Yuka MIYACHI[*2],
Haruo OBARA[*14], Kazuya NAGASAKI[*15], Osamu NOMURA[*2], Yuki KATAOKA[*16]

Abstract

　The role of academic journals evolves with the times. Academic publishing is diversifying, shifting from traditional paper-based formats to broader dissemination through open access. In response to these developments—and to contribute to ongoing progress in medical education—Medical Education (Japan) has undertaken a comprehensive revision of its submission guidelines. As of January 17, 2025, all submissions, peer reviews, and editorial processes are being conducted in accordance with the updated guidelines.

The Editorial Board convened a round-table discussion to explore recent developments, beginning with the revision of the submission guidelines. This discussion elaborates on the journal's role and its relevance to the academic community, including society members, authors, and readers. It features statements from participating editorial committee members and highlights the key issues discussed, including the criteria each member uses to evaluate manuscripts. The aim is to offer insight into the journal's editorial stance and decision-making process.

Keywords：Japan Society of Medical Education, academic journal, manuscript submission guidelines, editorial policy

1. 投稿規程改定の背景

　学術出版を取り巻く環境は，近年大きく変化している．特に，オープン・アクセスの推進により，研究成果を迅速かつ広範に共有することの重要性が高まっている．医学教育の分野においても，研究者だけでなく，教育実践者，政策決定者，さらには学習者自身が情報を活用できる環境を整えることが求められている．これに対応するため，本誌は従来の学会機関誌としての枠組みを超え，より多様な視点を受け入れられる投稿規程へと改定した．

[*1] 順天堂大学大学院医学研究科医学教育学,
　Department of Medical Education, Jundendo University Graduate School of Medicine
[*2] 岐阜大学医学教育開発研究センター, Medical Education Development Center, Gifu University
[*3] 埼玉医科大学 IR センター, Center for IR, Saitama Medical University
[*4] 名古屋大学大学院医学系研究科総合医学教育センター,
　Center for Medical Education, Graduate School of Medicine, Nagoya University
[*5] 九州大学大学院医学研究院医学教育学講座,
　Department of Medical Education, Faculty of Medical Sciences, Kyushu University
[*6] 自治医科大学医学教育センター, Medical Education Center, Jichi Medical University
[*7] 東京慈恵会医科大学教育センター, Center for Medical Education, The Jikei University School of Medicine
[*8] 筑波大学医学群医学教育企画評価室, Center of Planning and Coordination for Medical Education (PCME), School of Medicine and Health Sciences, University of Tsukuba
[*9] 昭和医科大学 国際交流センター, International Exchange Center, Showa Medical University
[*10] 名古屋市立大学 大学院看護学研究科看護研究推進センター,
　Nursing Research Promotion Center, Graduate School of Nursing, Nagoya City University
[*11] 富山大学学術研究部医学系医学教育学講座,
　Department of Medical Education, Graduate School of Medicine, University of Toyama
[*12] 東京科学大学ヘルスケア教育機構教育, Center for Healthcare Education, Science Tokyo
[*13] 自治医科大学 特定行為研修センター,
　Training Center for Nurses Pertaining to Specified Medical Acts, Jichi Medical University
[*14] 沖縄県立中部病院総合内科, Division of General Internal Medicine, Okinawa Prefectural Central Hospital
[*15] 水戸協同病院総合診療科, Department of General Medicine, Mito Kyodo General Hospital
[*16] 京都民医連あすかい病院 内科, Internal Medicine, Kyoto Min-iren Asukai Hospital

---

註：本稿は，座談会の録音を文字起こししたファイルを用いた．まず，Chat GPT-4 および Claude3.7Sonnet に重要な概念のリストアップと要約を指示し 2 つのファイルを作成した．その後，それぞれのアウトラインを参考に，座談会司会者 (編集委員長) が文字起こし原稿を読み込んで議論を再構成し，要約した．さらにその原稿を，編集委員が確認し加筆した．編集委員の発言は，引用符を付けイタリックで紹介している．英文校正は Microsoft Copilot を用いた後，本誌の編集委員 (copy editor) によるネイティブ・チェックを行った．

"学会誌は単に論文を掲載する場ではなく，学術的なコミュニティの発展を支える基盤でもあると考えています."

また，当学会の国際化も進む中で，国内外の研究者にとって魅力的な発表の場を提供する必要がある．これまで学会員のみに限られていた投稿の範囲を広げることで，医学教育に関する知見を多角的に蓄積し，より質の高い議論を促進することを期待する．この変化は，学術界全体の趨勢とも一致しており，多様な研究成果を広く社会に届けるための重要なステップとなる．

"医学教育の発展には，国内外の知見の融合が不可欠です．そのため，学会誌もより開かれたものにする必要があると考えます."

"新投稿規程では，序文が大きく変わりました．ターゲットが誰なのかということを明記し，オープン・アクセス誌というキーワードも入りました．学会員以外からも投稿を受け付けることに関して，編集委員会でもかなり議論しましたが，ここは本当に大きい転換点ではないかと思います."

2. 学会誌と学術誌の関係性

本誌は，日本医学教育学会が出版する学会誌であり，学術的な論文を掲載する「学術誌」である．以前は「学会機関誌」として位置づけており，投稿は学会員であることを要件にしていた．今回の投稿規程では，「日本医学教育学会が発行する査読付きのオープン・アクセス・ジャーナルである」と明記した．学会員に限らず論文投稿が可能となり，査読を経て採否が決定される．学会誌として，日本医学教育学会の活動に関するアナウンスや報告は今後も掲載する．学会の各種委員会報告は，旧投稿規程では「委員長の承認のもとに掲載する」としていたため，編集委員会の方針とは異なる方向性の投稿も見られ，調整が必要であった．今後は，編集委員会で，学会ウェブサイトでの発信も選択肢に，学会誌・学術誌としてより読者に資する誌面構成を検討していく．

"「学会誌でなくなる」のではなく，「学会誌ではあるけれど学会員だけに閉じていない，より学術的な方向に進化する」と理解しました."

"学会員以外の方が論文を目にしたとき，その誌面に医学教育学会の情報があると学会の存在を知らせる入り口になる可能性があります．この学会誌の編集・出版費用に関しては学会から出ているわけですよね．その意味ではそういう周知活動も含めた内容は残しておくことも必要かと思います.

3. 主要な改定ポイント

3.1 投稿区分の変更・追加

新しく改定された規程での投稿区分と，その内容は以下の通りである．

- **原著**：量的・質的研究，文書研究，実験研究，アクションリサーチなど多様な手法に基づく研究論文.
- **総説**：複数の論文や文献を系統立ててまとめ，新たな概念を提示する論文.
- **短報**：限られたデータや事例を報告する論文で，学生や研修医が主体的に行った教育研究も含む.
- **実践報告—新たな試み—**：教育現場における独創的な実践例の共有を目的とし，教育理論や設計背景を含む報告.
- **視点**：医学教育にまつわる事象に関して，様々な分野における知見を踏まえ，教育学的観点からその事象を考察し新たな視点を建設的に提示する区分である．新たな研究・調査データは扱わない.
- **学生からの提案**：医学教育にまつわる事象に関して，学生の斬新かつ建設的な意見や提案を掲載する区分である．投稿者は学生に限る（大学院生を除く）.

• **論文を読んで**：本誌に掲載された論文に対する読者からの意見や感想.

　従来の「教育実践研究」を「原著」に統合した．教育の実践事例等に関する研究手法としてアクションリサーチなどを用いた原著論文が国内外で定着してきており，「原著」という区分の一貫性を確保した．「総説」は改定前の投稿規程にも区分としてあったが，今回，本文の構造説明に，広く知られてきたスコーピングレビューやナラティブ・レビューの追記を行ったのは，一層の総説論文の投稿を促す狙いである．「短報」，「実践報告—新たな試み—」は継続である．従来の，意見やアナウンスメント，ニュース，文献紹介など様々な投稿を受け付けていた区分である「掲示板」は，書評と文献紹介に限定した．また新投稿区分として「視点」，「学生からの提案」，「論文を読んで」を新たに設け，その掲載については，編集委員会で内部査読としての審議を行ない採否を決定する．

　"記憶に残る活動を記録にする学術誌として，いろいろな区分が必要だと思います"

　"「実践報告—新たな試み—」・「視点」の投稿区分で，日頃は医学教育を専門にコミットしていない先生方に実践や考え方を示せる場を提供するのは，大事なことだと思います."

　"学生が自ら提案し，意見を発表できる場を設けることで，学術界全体の活性化につながることを期待しています."

3.2　AI活用の指針

　近年，AI技術の発展により，論文執筆やデータ分析にAIを活用するケースが増えている．AIの利用が研究の効率化や新たな知見の発掘につながる一方で，その使用方法や透明性の確保が課題である．本誌では，Editorial Manger®を用いた投稿の際にAIの使用について確認するチェック項目を設け，フリーコメントでの回答を求めている．さらに，論文の「方法」セクションで開示することを義務付けている．それによって，研究の信頼性を担保したいと考えた．具体的には，AIを用いたデータ分析，文章生成，翻訳支援などの活用について記述することを求めている．

　AIの利用が査読や研究の質に与える影響については，今後の議論が必要である．また査読については，新投稿規程で新たに設けた「査読者向けガイドライン」で次のように述べている．「査読者は，機密性が保証されないソフトウェアやAI支援ツールに原稿をアップロードしてはならない．査読を容易にするためにAI支援ツールを使用した場合は，本誌に開示する必要がある．」

　こうした課題は，他学会誌・学術誌にも共通するものだと考える．日本医学雑誌編集者組織委員会からの発信や，国際的な学術誌の動向を注視しながら指針を更新していきたい．

　"よりよい記録の仕方には当然AIが使われる時代になってきたとひしひし感じるので，どのようにAIを使うかということも書かなければいけない．また，AI時代にどのような倫理観を持って雑誌に投稿したらよいのかと考えます"

　"AIの使用について，使い方を明記してもらうセクションを設けたことは大きい変化だと思います．AIを使うのか使わないのかというよりは，むしろAIを使っていないと逆に大丈夫かなと心配になってしまうくらいの感覚で私はいます"

　"投稿する際に，AIの使用をどのように文章化するのか，疑問はあります．学会誌のページなどで記載例やイメージを提示してほしいです."

　"「方法」セクションへの記載では，例えばchatbotの背景にGPT-4のAPIを使いましたうんぬんというときは，例えばMicrosoftが提供していたとか，OpenAIが提供していたとか，あとはどの日

付でどのバージョンでということをある程度は記載する必要があるとまず思います."

"個人的には，新しい知見が得られればよいというか，AIそのものの利用に関して，全く無視する時代が来るかなと思ってしまっています．ツールとAIが跨っているので区分できなくなっています.""データが真実かどうかだけ，真贋性があるかだけというようなことですね.""確かに．結局，みんな使うから別に言う必要もなくなる．ただし生データが本当であるということを証明する，担保する必要が出てきます."

3.3 倫理規定の強化

研究の信頼性を確保するため，不正行為（捏造，改ざん，剽窃，重複投稿など）に関する規程を強化した．また，倫理委員会（IRB）の承認が必要な研究については，その情報を論文内に記載することを必須とし，研究倫理の透明性を高めることとした．国際誌としての評価基準を満たすよう，医学雑誌編集者国際委員会（ICMJE）が定める医学雑誌における学術研究の実施，報告，編集，および出版への勧告に沿う規定となっている．

"研究倫理の厳格化は，学術誌の信頼性を維持するために不可欠です."

4. 特集号の学術的質の確保

特集号については，これまで，編集委員が企画案を作成して執筆者案と共に委員会に提出し，審議による了承を得て組まれてきた．新投稿規程には「特集」の区分は設けていない．これは，投稿規程はあくまで投稿者のためのものであって，編集部の裁量で掲載する論文については，特に区分として設ける必要はないという見解に基づく．

一方，特集論文も学術誌としての質を保つために，編集委員会による内部査読のプロセスを導入することにより，建設的なフィードバックを重ねて質の向上を目指す．さらには，特集が企画された段階で，"Call for papers"という投稿を呼びかける選択肢を設ける提案もなされた．新投稿規程では「総説」の中の区分を細かく設けている．ナラティブ・レビューのフォーマットとして，本文は非構造化・構造化のどちらも記載している．特集論文の中には，非構造化のナラティブ・レビューに該当する論文，あるいは「視点」もあると考える．今後は，特集号のテーマに基づき，文字数や文献数など投稿規程に沿って執筆されたものを，編集委員会の査読を経て「総説」や「視点」の区分で採択するということも行っていきたい．

"特集号は誌面を大きく割きますし，「おっ」と感じることができて面白い．我々も特集号をよく企画しますが，なるべく「総説」に近いように資料をたくさん載せて執筆しようという意図は持っています."

"特集論文が査読ありの質の高い「総説」論文になるのは，執筆者にとっても読者にとっても望ましいですね．寄稿を依頼しやすくなります."

5. MEDLINE収載を目指す取り組み

本誌は，2019年にMEDLINE収載を目指して申請を行った．このときの評点は5点満点の3.25点で，MEDLINE収載に必要な3.75点に到達しなかった．この時の審査チームからの指摘は，「より大規模なサンプルサイズや被験者からの高い回答率など，頑健な研究手法を備えた質の高い研究論文を募る必要がある．さらに，メタアナリシスやメタシンセシスなどの研究手法を用いた総説論文も含めなくてはならない」であった．本学会の国際化を図る上でも，学会誌が学術誌として評価されMEDLINEに

収載される意義は大きい．医学教育という研究分野の特性から，大規模スタディはなじまない面があり，そのような研究手法を用いた論文投稿は多くない．しかし，読者に資する学術誌として総説論文の充実は図れると考える．

　今回の投稿規程改定に際して，他学会で実績のあるコンサルタントに協力を依頼して投稿規程の国際標準への準拠を進めた．したがって，外形的な必要条件が整った段階といえる．審査は，「投稿規程」制定後の2年間の発行誌に対して行われるため，再申請を目標に取り組みを進めたい．

> *"学術団体の発行する雑誌ですので，学術の舞台に上がりたい，日本語か英語かはさておき，PubMed という舞台には絶対上がりたいと思うようになりました．前回，あと一歩で届かなかったと聞くに及んで，ますますこれは舞台に乗りたいと思いました．"*

> *"本誌が PubMed や MEDLINE に収載されると，日本語論文であっても PubMed で読める学術誌に掲載されたということになり，大学での業績評価が得られる状況になると思いますので，一緒に頑張っていきたいです．"*

> *"新しい投稿規程が整い，MEDLINE 収載を目指してようやくそのスタートラインに立ちました．査読のスピードを上げるなどまだまだ課題はありますが，そこに向かって編集委員会の総力を挙げて邁進できたらと思います．"*

6. 各編集委員が考える本誌のスタンス・編集方針

　毎年の学会大会において，当委員会は，「査読者の視点で論文を検証する体験を通して医学教育論文の執筆ポイントを学ぶ」ワークショップを開催している．そこで参加者のコメントとしてよく聞かれるのが，「雑誌のスタンスが分からないと査読は難しい」である．

　新投稿規程では，投稿区分をわかりやすくし，また，そこで求められるものを文章で提示した．編集委員会でも，度々，投稿区分の変更を執筆者に依頼することがあったことに起因する．しかし，それでも発信する側（編集委員会）の内包するメッセージが，受け取る側（投稿を考える研究者・読者）にすべて伝わるとは言い切れない．そこで今回の座談会では，新投稿規程の変更点や狙いと共に，それを支える編集委員が担当論文について感じてきたこと，考えているところについて思いを述べ合った．どうしても言語化できない部分はあるものの，投稿規程の各区分の余白が伝わるような編集委員の発言を，以下に紹介する（意味を変えない範囲で文体を変更）．

6.1　編集委員が行っている論文の評価

◎原著論文採否のポイント

- *学術誌の研究論文として成立するには，リサーチクエスチョンの明確化が重要．そこが分からないと何の論文か分からなくなってしまう．その辺をどのように投稿者にお伝えしていくか，というのが課題ではないかと思いながら取り組んでいる．*

- *トライすることは重要だが，やってみたら良かっただけでは学術論文としては不十分．先行研究の確認，研究の問い，それを解明するための適切な方法論，その方法論によって導かれた結果に基づく言い過ぎでない結論，その結論の妥当性を吟味した考察が必要．*

- *あまり計画もせずに，「普段やっていること」を，ただ「学生の感想は」「良かった」というような感じでは，研究っぽく出してきても駄目ですよということかと思う．*

- *その計画のところに理論的なもの，裏付けとか，モデルとかが必要．*

- そもそもの採択基準は，誰に向けて論文を書いているかが分かるかどうかだと思う．誰が読んでくれたらどのように使えるかを考えて論文を執筆しているかが，すごく大事．分かる言葉で書いて分かる方法論を使っているか．

- アクションリサーチについては，日本健康教育学会から書き方のガイドラインが出されている．それを先日，公衆衛生学会で知る機会があり質問したところ，重要なのは新奇性と転用可能性と言われていた．転用可能性という点では，自分の言葉だけではなく他人にも分かる言葉で書くということが重要という指摘に同意．抽象的な表現だが，そこに合否のラインが採否の判断の一つとしてあるかと思う．

- 論文採否のポイントは，どのくらい学術的強度を論文として保持しているかだと私は理解している．リサーチクエスチョンがあるのは当然として，そのクエスチョンに新奇性があり，かつ読者にとって重要なものでないといけない．次に，方法．リサーチクエスチョンに対して妥当性のある方法であるのは当然だが，さらに，その方法の信頼性や学術的裏付けの有無という質の高さで評価されるように思う．学会大会の編集委員会主催ワークショップでは，そこがどこまで求められているのかという点に，参加者は興味を持っているように感じた．言い換えれば，本誌としてのスタンスがどの辺にあるのかということ．論文としてどこまで許せるのか．リサーチクエスチョンがあるにしても，それがそもそも読者にとってどれくらい関心のあるトピックか．この研究方法は，確かに研究仮説に対しての方法として流れは分かるけれど，量的あるいは質的に頑健性に乏しいのではないかという点について，査読する側としては，どこまで許せばよいのかというところがある．投稿する側からすれば，なおさら疑問に思われているのではないだろうかと感じる．

◎背景の記述について

- 背景で記述されている先行研究の範囲を，評価のときにかなり重視している．調べていないとリサーチクエスチョンが相当貧弱になる．リサーチクエスチョンがそもそもずれていると方法論とも合わずに論文が修復不可能となると思うので，意外と重要ではないか，この点をもっと強調したい．

- 先行研究の記述範囲について，国際誌まで含めた調査を基本とするという言い方をしてよいのかどうか．おそらくテーマによっては国内誌のみでも何とか一般化できる事象，リサーチクエスチョンが立てられる研究もあるのではないか．ルール化は難しいとは思うが，このあたりをうまく言語化できるとよいかと思う．

- 先行研究として海外の文献まで含めるのか，国内の論文のレビューで終わっていてもよいのか，「原著」と「短報」では求める範囲が異なるのか，いつも迷ってしまう．

- 先行研究のレビューについては，国内の文献のみで研究が可能であれば，それで十分かもしれない．しかし，実際は和文の参考文献が乏しいという状況があり，海外の論文まで参考にせざるを得ないというところもあるかと思う．

- 先行研究の調査範囲は，リサーチクエスチョン次第でよいのではないか．スコープが異なるので国内のことだけを知りたければ国内でのエビデンスがあればそれでよくて，国内でエビデンスがなければ海外から学ぶ．クエスチョン次第かと考える．

- 背景のところで記載が甘めのものは，最初から不吉な予感・・・今後の展開を予想してしまう．

- 「背景」の記述が，『うちの大学では』というような書き出しで始まっているのをみると，それだけで採択は難しいと感じる.

- 先行研究があり，そこに新たに何かを付け加えるのが「原著」だと私は考えている. 先行研究に関して不十分な調査でスタートしても，たまたまよい結果が得られることもないわけではない. そのような時は後付けで「背景」を補強すれば，運よく論文となることもないわけではないが，推奨できない.

◎査読の難しさ

- 投稿論文の編集を担当すると，リサーチクエスチョンがはっきりしないまま，経験であったり実践したことを報告するというパターンをよく見る. リサーチクエスチョンをどう整えるかによって，査読結果が変わるのではないかという思いはありながら，担当編集委員がそのような介入をすることに迷いがあり，自分が査読者だったらリジェクトしてしまうと思う論文の査読を依頼してしまっている現状がある. その辺の距離感が難しいと感じる.

- 編集委員会の雰囲気を見ていると，どういう投稿であっても投稿された論文の中からできる限りプラスな点のニュアンスを抜き出し，それを前面に出して，この内容であれば採択のレベルに達しているでしょうというところまではサポートできていると感じる. ただ，それは言語化しにくいため，常にどれくらいのスタンスで臨めばよいかは悩ましい. 初回投稿を，編集委員として最初に通読する際には採択するつもりで査読している. しかし，査読を依頼する方にどれくらいのところまで求めるのかは，どこを目指すかとかにもよると思う. 編集委員としてもそうなので，学会大会で編集委員会が開催しているワークショップの参加者はさらにその点を疑問に感じると思う. しかし，答えは出しにくい.

- 学問は常に進むので，新奇性という評価値からすると，かつては採択できたけれど今は採択にはならないということもある. そのため，言語化もしにくいけれどそもそも設定しにくい性質があるのではないかと思う.

- 以前に，ある領域の専門職研修でPBL形式を活用したという論文の投稿があった. 本誌の中では，PBLについては議論をある程度し尽くされた感があるが，その領域の人たちにとっては先行例のない取り組みを行ったという報告であった. 理論的には新奇性がないので，結果的に，その領域の専門誌への投稿を勧めるという判断となった.

- 査読者の価値観と雑誌の価値観のずれで，論文投稿者として苦戦することが自分もあった. 場合によっては査読者に対し，「雑誌の価値観はこうなので，こういう観点で査読をお願いします」と言うぐらい，編集担当として自分がやらなければいけないのかと最近は考える. 査読者の価値観だけでリジェクトにならないようにというのが，この編集委員会の役割でもあると思う.

6.2　日本語での論文掲載について

- 日本医学教育学会の学術誌でないと発信できない内容はあるのだろうなと思って，この学会誌とは付き合ってきた. APMEC（Asia Pacific Medical Education Conference）で台湾や韓国の学会誌がどんどんオールイングリッシュになっていく中で，日本語の学術誌としての位置を保持してきたことについて私はリスペクトしている. もちろん英語での投稿もできるが，日本語の論文は海外では読まれないという問題があるのかと思う一方で，最近はAIの翻訳の精度がすごく上がっていて，文章でもピュッとかざしたら全部英語で読める時代になっている気もする. このことについて

も，継続してディスカッションしていけたらよいと思う．

- 本誌は英語の投稿も許されるが，日本語の投稿が受け入れられている．特に医学教育に関する研究は，文章化したときに非常に繊細な判断や複雑性があり，読み手にそういったことを考えさせるような論文もあるため，日本語論文を引き続き掲載するというスタンスはそういう意味でも重要ではないかと思う．

- 記憶に残るような活動を全国各地で実践している方々がたくさんいる．その記録になる舞台として，本誌が用いられたらよいと思う．

- 本誌は若い医師・医療者がチャレンジする学会誌でもあるという側面もあろうかと思う．初めて投稿してみようというときに，日本語か英語かというのは何とも難しいところだと思う．日本語と英語のバランスは，オープン・アクセスの学術誌ということで，今後英語論文を増やしていくのか，「日本語のよさもあるので，そこは全然無理しなくても，むしろ日本語で発表するほうがよい」と言うのか，編集委員会で方向性を議論する必要があると思う．

- 日本語の学術雑誌というか，近年の医療系の分野では，業績評価などで日本語は意味がないと言われ，若い方たちは英語で書くことが常となっている．そうするとせっかく国内で行われた教育の改革が発表されにくい，あるいは読者の層自体が広がっていかないのではないかと危惧する．教育に関する日本語での論文発表は，課題の共有やどんどん掘り下げていく機会として，とても重要な役割を担うと思う．

- 医学教育モデル・コア・カリキュラム（以下，コア・カリ）を作成する仕事をさせていただいた．日本のコア・カリを作るのであるから日本でなされた研究，特に日本語で出されたものを引用するのが当然ではないかと思っていた．しかし，文献を引用しようにもないということがしばしばあった．それだけに，本誌が，日本から生まれたエビデンスを日本で出すことの意義は大きいと感じている．そのために自分のできることがあれば尽力したいと思って参加している．

- 自分自身，日本の方たちにたくさん読んでもらいたいから日本語で書きたいけれども，大学で評価されるのは英語論文というジレンマがあるので，難しさを感じる．しかし，本誌が日本語論文も英語論文も掲載し，さらにMEDLINEに収載されたら大学にも評価されるようになると思う．そうすると，若者に「日本語でもいいから書きなさい」と言えるかなと思っている．

- 手に取りやすい「医学教育」誌という雑誌を通して，大学が変わっていければいいのかなと思いながら参加している．

- 私自身，医学教育の研究が好きで，以前はいろいろな思いがあり，英語でばかり書いていた経緯がある．昨年，本誌に自分で投稿する機会があり，非常に反響が大きかった．自分の人生で英語を含め論文執筆している中で一番反響をもらったのではないか．国内のいろいろな方々からご意見をいただき，日本語で書くのはいいなと非常に思ったし，読者層の違いがあるのだなと考える体験をした．

- 「日本ではこれはすごく重要な課題だよね」というリサーチクエスチョンを基にした研究論文を，最近，海外の学術誌に投稿した．しかし，その国のコンテクストから意味がないという不採択コメントが返ってきた．翻って，日本国内では重要であるという共通認識を持つトピックを取り上げられる雑誌があるというのは非常に重要だと考える．

6.3 編集委員会が提供する伴走支援について

- 編集委員会に参加していて思うことは，投稿した皆さんが一生懸命書いてくださっているということ．その中で，編集委員として何とか良い点を引き出して採択に至るようにという気持ちで頑張っている．しかし，どうしても論理性や研究デザインの点から，結果としてはリジェクトになることが多く，そこは編集委員会で他の委員の意見をもらいながら進めていきたい．

- 投稿者が研究計画を立て，実施し，執筆・投稿に至るまでの労力が分かるだけに，編集委員として何とか採択したいと強く感じる．一方で本誌は，一定のレベルを保った上で我が国の医学教育分野の研究発展を目指すための学術誌であるという位置付けも理解している．そういう中で，編集委員会での議論を通して，各編集委員が査読者と一緒に担当論文がより良くなるよう支援している姿を目の当たりにする．自分もそのスタンスで編集委員会の一員として役割を果たせるように取り組みたいと思う．編集委員会の議論は自分自身にも勉強になり，ありがたい．

- 私の専門はシミュレーション教育などである．大学院生への論文指導では，デブリーフィングで最初に相手の考えを聞いて情報を取ることから始める．その中で明らかになる相手のリアクションやギャップを踏まえて，対話をもとにギャップを埋めていくプロセスを経ることができる．一方，投稿論文へのコメントは，相手の考えやこの後の推敲力を論文から推し測らざるを得ない．限られた機会の中で，書面でコメントを返していく難しさを感じる．

- 自分自身のポリシーとしては，伴走し支援して，できるだけ掲載にまで持っていきたいという思いがある．一方で，他の編集委員がすごく苦労して伴走しているのを見たときに，どこかでリジェクトというか，そこの線を決めないと，こちらも大変だし，投稿者にも同様な思いをさせてしまうのではと考える．編集委員として，そこのバランスは考えていかなければいけないと思う．

- 医学教育，医師を教育している方が読者の中には非常に多いが，その方たちに看護教育の中で実践されていることを理解してもらう難しさを感じている．そこには，歴史やプロフェッションの違いによる背景があり，そこを少しかみ砕いて論文にフィットする形にコメントしていくのが結構難しい．実践を可視化し，言葉にする難しさや，本当はデザインしてから実践があるはずだけれどもそれが記載されていない場合，論文としての採択にたどり着くために，教育学的な背景，フレーム，セオリーで裏打ちしていくよう査読の段階で求める．そのために，査読者や担当編集委員が教育的に理論などを追加で提供していくことになるが，再投稿，再々投稿という限られた回数のやり取りの中で行うのはとても難しいと感じる．

- 個人的に感じるのは，医学教育の専門家とその経験がない投稿者との間の論文作成におけるギャップ．その部分を補う作業を，各編集委員が担ってきたのではないかと思う．今後，この雑誌が専門的な学術誌として発展しても，研究に対する思いがありながらも論文執筆のノウハウを知る機会がなかった人たちが多くいる中で，その人たちをいかにサポートできるか．それを編集委員会が担うべきなのかどうかという議論があるかもしれない．現状からすると編集委員がそれを担っていて，できるだけ業績をつくれるような形でサポートできると良いかと思う．私が編集委員として，これからやっていく中でもそこを一番重点に置いて仕事ができたらと感じている．

6.4 幅広い領域からの論文投稿について

- 投稿資格が学会員に限らないこととなり，今後，学際的な広がりを持つという意味では歯科医をはじめ，医師以外の医療職，大学や短大，あるいは専門学校の教員からの投稿もあると推察する．これからは掲載論文をすぐ英語にできる時代となることも鑑みると，本誌には，長い歴史の中で日

本語で培ってきた経験をより深めていく役割がある．また，医師・医療者教育にとどまらず，日本全体の医療を底上げしていくための基盤として，より広く医療関係者・医療従事者に読まれる雑誌ではないかと期待している．

- 本誌には多領域からの投稿があり，この編集委員会の構成員にも歯学や看護学の専門家がいるので，自分自身もすごく刺激を受けている．本誌の名称は「医学教育」であるが，医療者教育というか，多領域の教育を扱う専門誌となっている．

- これまでは，医学教育分野のことをよく知っている学会員による投稿を前提としていた．今後，幅広い領域からの投稿があったときに，異なる文化・コンテクストに沿って書かれた論文もあると思う．その際，本誌としての基準をどうするのか，狭義の医学教育の領域を超えて理解していくというスタンスを取るのか？

- 狭義の医学教育の範囲外でも理解できれば理想ではあるが，十分にその領域のことを把握できていないまま，査読に入ることもあると思う．一方，その状況は自分たちが国際誌に投稿するときと似ているようにも思う．日本の状況を「背景」で丁寧に説明しないと，海外の査読者には理解してもらえない．

- 結局，「背景」を書く側の責任だと私は思っている．自身の専門性とは異なる領域の読者・査読者が多いところに投稿していることを投稿者自身が自覚する必要がある．その場合，「背景」に他の領域の人でも分かるように記載する．自分もたまに査読で不慣れなジャンルを担当することがある．イントロダクションを読んで分からなかったら，もちろん自分で調べることは当然だが，分からないものが記載されている時点で，読者の視点に立つと，正直，点数を下げざるを得ないというような厳しいスタンスを取っている．

- 「背景」を記載する重要性がより明確に伝われば，投稿者にとって門戸を広げることになると思う．

- 今後，読者層も広がるので，どの領域の読者が読んでも理解できるような「背景」が求められると言える．

- 転用可能性の議論になると思う．他領域職種の教育にも転用可能かを問われるので，査読のレベルを上げることになるかもしれない．

7. 今後の課題

7.1 査読者の確保

　査読者確保は，ほぼ全ての学術誌の編集委員会が抱える課題である．特に分野によっては，Editorial Manager®で検索しても見つからないことが多々ある．今後，非会員からの投稿が増えたときに，迅速に対応できる体制を整える必要がある．本学会では医学教育専門家委員会が中心となり，2014年より「認定医学教育専門家」を認定しており，学会ウェブサイトにはそのリストが掲載されている．先ごろの理事会で，認定医学教育専門家の資格取得者で承諾が得られた専門家においては，それぞれの専門・得意分野も掲載することが承認された．今後，査読者を検討する際のリソースとして大いに期待している．医学教育専門家の皆様には，ぜひご協力いただきたい．

　また，これまでも査読者へのインセンティブについては議論することがあったが，優れた査読コメントを寄せた査読者に学会として感謝の意を表す表彰制度の導入を検討したい．

7.2　オープン・アクセス化と費用

オープン・アクセス・ジャーナルは，高額な投稿・掲載料が求められることが多い．今後，本誌においてどのような費用が発生するかは投稿者の気になるところと思うが，現時点では，新たな投稿料・掲載料の徴収は検討していない．

本誌は国立研究開発法人科学技術振興機構（JST）が運営するJ-STAGE（科学技術情報発信・流通総合システム）という，電子ジャーナルプラットフォームを利用している．これまでもJ-STAGEを活用し，本誌発行6カ月後にコンテンツを無料公開していた．その後，3カ月後の公開に移行し，さらに，特に社会的関心の高いテーマの特集号については，学会誌発行直後に公開するなど柔軟な運用を行ってきた．新投稿規程にて本誌をオープン・アクセス・ジャーナルと位置付けてからは，その定義に紙媒体と電子媒体の同時発行とあることから，編集部を担当する篠原出版新社で作業工程を早めて対応いただいている．

"本学会の学会誌であることで，高額な投稿料を徴収されずに学術を育む場が提供されているというのは非常に重要だと思っているので，編集委員として少しでも貢献できたらと思う."

8.　結語

日本医学教育学会誌は，学会誌としての基盤を保ちつつ，より学術的で国際的な視野を持つ学術誌へと進化しつつある．今回の投稿規程改定は，MEDLINE収載を目指す過程での一歩であると同時に，本誌の質的向上と国際化への重要な契機となるものである．

医学教育の実践と研究のバランス，国内外の文脈の適切な考慮，AI時代における学術出版の在り方など，今後も検討すべき課題は多い．しかし，学術的な知見を発信するだけでなく，研究者間の議論を促進する場としての役割を担い，「より開かれた学術誌」という方向性の下，これらの課題に取り組むことで，本誌の学術的価値と実践的意義の両立を目指していく．さらに，我が国において医学および医療者教育に関する学術誌として，アカデミックな立場から施策の提案や政策立案に資するエビデンスの発信，意見表明を行う使命があると考える．

今回紹介した編集委員会での議論が，投稿を検討する研究者や読者にとって，新しい投稿規程と本誌の姿勢や考え方，今後の目指す方向性を理解する一助となれば幸いである．

原　著

臨床能力獲得における学位研究経験の意義に関する調査

青木　浩樹[*1]　菊川　誠[*2]

要旨：

背景：近年の若手医師の研究離れの要因の１つとして，臨床医育成における研究経験の意義が不明確であることが挙げられている．

方法：地域に貢献する臨床医の育成を理念とする大学医学部臨床講座の同門医師に対して研究経験と臨床能力の関連についての混合研究を行った．

結果：臨床医を主体とする調査対象の量的データから臨床能力項目と関連する研究経験項目が抽出され，質的データからその関連についての認識が示された．

結論：本研究から，医師が自身の研究経験項目と臨床能力項目の向上を関連づけて認識していることが示唆された．この結果は臨床医の育成を念頭に置いた研究プログラムの構築に重要な知見になると思われる．

キーワード：研究経験，臨床能力，混合研究

The Relationship Between PhD Research Experience and Clinical Competency of Physicians

Hiroki Aoki[*1]　Makoto Kikukawa[*2]

Abstract:

Background: The lack of clarity regarding the significance of engaging in research activities during a clinical career has been identified as a contributing factor to the trend of decreasing research involvement among young physicians.

Methods: A mixed-methods study was conducted within a clinical department of a private university to investigate physicians' perceptions of the correlation between research experience and clinical competency.

Results: Quantitative analysis of survey data indicated that physicians acknowledge the contribution of research activities to their clinical competency. Qualitative data revealed subjective perceptions among participants regarding these contributions.

Conclusions: This study highlights that physicians recognize research activities as an opportunity to enhance their clinical competency. Clarifying the relationship between research activity and clinical competency is expected to support the development of more effective research programs aiming at improving physicians' clinical competency.

Keywords: research activities, clinical competency, mixed-methods study

背　景

　平成16年度に必修化された新臨床研修制度の発足後，研修医の多くは大学外の臨床研修施設を選択し，大学の若手医師は大幅に減少した[1]．また専門医制度指針制定[2]等の動きを受けて若手医師は専門医取得をより強く意識するようになった．初期研修終了時の医師の９割が専門研修を希望するのに対して，学位取得希望者は４割に満たない[3]．若手医師が学位取得を志向しない傾向

[*1] 久留米大学循環器病研究所，Cardiovascular Research Institute, Kurume University

[*2] 九州大学大学院医学研究院医学教育学講座，

　　Department of Medical Education, Faculty of Medical Sciences, Kyushu University

　　受付：2024年2月29日，受理：2025年3月11日

は，大学外の臨床研修施設でより顕著である[3]．この傾向は，研究経験を持たない医師が指導的立場に就くにつれてより高くなる可能性がある[4]．大学の若手医師減少に伴う我が国の医学研究力低下が懸念されている[5]．臨床医が研究経験を持たないことも懸念されているがその影響は明確にされていない[6]．

米国をはじめ海外では医師育成過程に研究活動が組み込まれている[7]．米国 Accreditation Council for Graduate Medical Education（ACGME）プログラムでは研究活動が必須とされている[8]．英国の General Medical Council[9]，カナダの CanMEDS Framework[10]，ドイツの Nationaler Kompetenzbasierter Lernzielkatalog Medizin（NKLM）[11]等でも医師のトレーニングにおける研究活動の重要性が示されており，フランスでは医師免許の取得に研究報告と論文が必須である[12]．我が国でもかつての医局制度では，学位を有する指導者のもとで若手医師が学位研究に従事することが通例であった[13]．

医学教育モデル・コア・カリキュラムの「医師として求められる基本的な資質・能力」では「プロフェッショナリズム」を始めとする10項目の中に「科学的探究」が含まれており[14]臨床医にも「科学的探究」の資質が求められると考えられる．専門医制度整備指針でも到達目標や経験目標に研究活動が挙げられているが[2]，若手医師の研究志向は低下している[1,15]．その理由として，臨床医育成における研究経験の具体的な意義が不明確で，学生や医師に認識され難いことが指摘されている[6]．海外でも研究活動と医師育成の関連についてのエビデンスが不十分と指摘されている[16,17]．著者が調査した範囲では，研究経験と臨床医の能力の関連について我が国における実証的な研究報告は見当たらない．本研究では学位研究経験を持つ医師が，研究経験と臨床能力の関連をどのように認識しているかを明らかにすることを目的とした．

方　法

1. 研究デザインと調査対象

本研究のパラダイムはプラグマティズムである[18]．臨床における研究経験の暗黙的意義を洞察するため説明的順次デザインによる混合研究法[19]を採用した．研究経験と臨床能力をそれぞれ項目に分け，それらの項目間に一定の関連があるとの仮説を立てた．研究経験のある医師を対象とした半構造化面接により研究経験項目を，各種医師育成指針に基づいて臨床能力項目を作成し，それらの関連を問う調査票調査を行った（下記2）．量的分析（下記3）で有意だった関連について，医師の認識をインタビューおよび調査票自由回答で調査し，質的データの主題分析を行った（下記4）．これらの方法1〜4について，研究分野，臨床分野，経歴，年齢等が異なる2人の著者（基礎医学研究者と医学教育学研究者）により妥当性を確認した．

調査対象は久留米大学医学部内科学講座心臓・血管内科部門の同門医師とし，調査期間は平成28年11月18日から12月11日までとした．久留米大学は地域の実践的医療人材育英を目的として1928年に設置された九州医学専門学校を前身とした私立大学である[20]．報道によれば同大学医学部は全国の医学部の中でも最多の病院や医院の院長を輩出してきたとされており[21]，地域医療に寄与してきた医師育成機関である[20]．本研究で調査対象とした心臓・血管内科部門でも臨床志向が高く，ほとんどの同門医師は勤務医や開業医のキャリアを選択しているが，伝統的に若手医師の大半は学位研究に従事してきた．本研究ではこのようなキャリア環境を背景として研究経験と臨床能力の関連について医師の認識を調査した．

2. 調査票調査

調査票（図1）により医学部卒業年度，現在の勤務形態，主な業務，学位研究および学位取得後の研究実施を調査した．

著者が調査した限り，今回の研究目的に合致する妥当性が検証された評価票は見出されなかった．内容妥当性が可能な限り担保された研究経験項目を抽出するために，基礎医学，臨床医学，疫学の研究経験を持つ医師（学位取得済5名，学位研究中6名）を対象として1回あたり約1時間，延べ11回の半構造化面接を実施した．第1著者

による質的分析により，「自分自身のプロジェクトを持ったこと」「指導者による指導」「正解がない問題に取り組んだこと」「試行錯誤の繰り返し」「力不足の自覚」「成果の発表」「仲間との協力」の7項目が抽出された．これらに「研究経験全般」を加えた8項目について半構造化面接の対象者によるメンバーチェッキングで妥当性を確認した．

専門分野，勤務形態，業務内容等にかかわらず

医学部卒業年度　　　　昭和・平成　　　　年度

現在の勤務（業務時間の合計を100％として該当する欄に〇）

	なし	1～20%	21～40%	41～60%	61～80%	81～100%
ご自身で開業						
市中病院勤務						
大学・教育研究機関						
その他						

現在の業務（業務時間の合計を100％として該当する欄に〇）

	なし	1～20%	21～40%	41～60%	61～80%	81～100%
診療						
研究						
教育						
管理						
その他						

学位研究の期間
学位取得　　　　　　（　済　・　未　）
学位研究の開始　　　卒後　　　　年
学位の取得時期　　　卒後　　　　年

学位取得後の研究（あてはまるものに〇）
1. 学位を取得していない
2. 学位取得後は研究していない
3. 一時研究したが今はしていない
4. 学位取得後も研究を続けている

ご自身の臨床能力について，各項目の力がついたと思う研究経験項目4つ以内に〇をご記入ください．

		臨床能力項目								
		自律的に学ぶ能力	論理的に考える能力	問題を発見し解決する能力	組織マネジメント能力	コミュニケーション能力	診療における医学的見識	診療に必要な技術	医の社会性の認識	医の倫理性の認識
研究経験項目	自分自身のプロジェクトを持ったこと									
	指導者による指導									
	正解がない問題に取り組んだこと									
	試行錯誤の繰り返し									
	力不足の自覚									
	成果の発表									
	仲間との協力									
	研究経験全般									

臨床能力項目の説明

臨床能力項目	説明
自律的に学ぶ能力	自らの知識や能力を振り返り，情報を批判的に吟味して学習を続け，自己の能力を高く保つ能力
論理的に考える能力	事象を個別要素に分解する・分解した個別要素間の関係を理解する・事象を定量的に理解する・個別要素を統合する力
問題を発見し解決する能力	職務で出会う問題を具体化した上で解決方法を創出し，その方法を実行して問題を解決する能力
組織マネジメント能力	医療チームの一員として，必要に応じてリーダーシップを発揮し，相互に研鑽する能力
コミュニケーション能力	患者・家族，医療チーム，同僚，メディカルスタッフ，他診療科・他院，社会とのコミュニケーション能力
診療における医学的見識	ガイドライン，薬剤情報，マニュアルなどを鵜呑みにせず，その根拠まで考える力
診療に必要な技術	診療に必要な技術全般
医の社会性の認識	医師に対する社会の期待を感じ取り，それに応える必要性の認識
医の倫理性の認識	患者中心の医療実践など社会的使命の認識

図1　調査票のうち本論文に関わる項目のみ抜粋して示す．

重要な臨床能力項目を作成するために医学教育モデル・コア・カリキュラム[22]，経済産業省の医療経営人材育成テキスト[23]，諸外国の医師育成指針[8-10]を参考に，「自律的に学ぶ能力」「論理的に考える能力」「問題を発見し解決する能力」「組織マネジメント能力」「コミュニケーション能力」「診療における医学的見識」「診療に必要な技術」「医の社会性の認識」「医の倫理性の認識」の9項目を設定した．

調査票調査では，各臨床能力項目を獲得したと考える研究経験項目を4項目以内で選択するよう求めた．研究経験と臨床能力の関連について自由回答を求めた．

3. 量的分析

量的分析として，SPSS Statistics メディカルモデル・エントリー ver. 24 を用いてクロス集計の χ^2 検定と残差分析を行った．

4. 質的調査と分析

研究経験項目と臨床能力項目がどのように関連するかを探索するためにインタビュー調査と質的分析を実施した．量的分析で有意差を認めた研究経験項目と臨床能力項目の組み合わせからより多くを選択した回答者5人の協力を得た．インタビューガイドラインに基づいて対象者の同意を得た上で半構造化インタビューを実施し，当該対象者が量的調査で「関連あり」とした組み合わせについて，研究経験項目がどのように臨床能力項目の獲得に寄与したか，また獲得された臨床能力項目が現在の業務でどのように発揮されているか回答を求めた．インタビュー逐語録に基づいて，研究経験項目による臨床能力項目の獲得から発揮に至るストーリーラインを生成した．臨床能力項目ごとに複数回答者のストーリーラインを縦覧し，1つのストーリーラインを生成した．回答者によるメンバーチェッキングで解釈の妥当性を検証した．

調査票の自由回答について主題分析を行った．臨床能力の観点から帰納的にコード化し，9つの臨床能力項目に沿って演繹的に分類し[24]，臨床能力項目への研究経験項目の寄与に着目して演繹的

に分析した．

5. 倫理的配慮

本研究は倫理・個人情報に配慮して計画され久留米大学「医に関する倫理委員会」の承認を得た（研究番号 21201）．調査票の説明では本研究の目的を記載した上で住所，氏名等の個人情報は自由記載（オプトイン）であること，結果について匿名化した上で統計処理を施して公開することを明記した．

結　果

1. 回答者の現状と学位研究の状況

調査対象者 488 名中 152 名から回答を得た．回答者のうち学位研究開始後の 136 人（109 人が学位取得済み，27 人が学位未取得）を解析対象とした．解析対象者の卒後年数は6年から61年，学位取得後年数は0年から55年以上におよぶ幅広い分布を示した（**図2**）．現在の主な勤務は開業が最も多く大学勤務，市中病院勤務がほぼ同数で続いた．平均的なエフォートは臨床業務が64.3% と最も高く研究業務は 10.2% で，学位取得後に研究を続けている回答者は 25 人だった．回答者の 64.7% は 60% 以上のエフォートを臨床業務に割いていた．

2. 研究経験と医師の能力の関連に関する量的分析

研究経験項目と臨床能力項目の関連は χ^2 検定で有意で，残差分析では 14 組の研究経験項目と臨床能力項目の関連が抽出された（**表1**）．「医の社会性の認識」および「医の倫理性の認識」に関連する研究経験項目は認められなかった．臨床能力項目ごとに力がついた要因と考える研究経験項目として，「自律的に学ぶ能力」では「自分自身のプロジェクトを持ったこと」「正解がない問題に取り組んだこと」「力不足の自覚」「成果の発表」が挙げられた．「論理的に考える能力」では「指導者による指導」が，「問題を発見し解決する能力」では「正解がない問題に取り組んだこと」「試行錯誤の繰り返し」が挙げられた．「組織マネジメント能力」と「コミュニケーション能力」のい

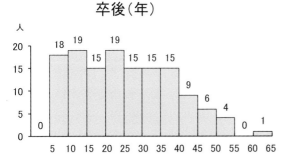
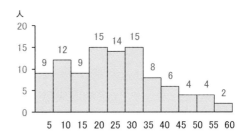
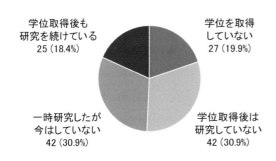
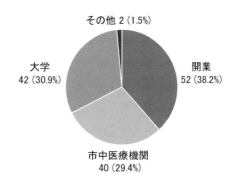
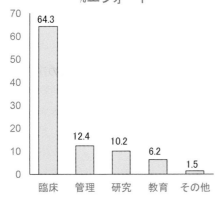
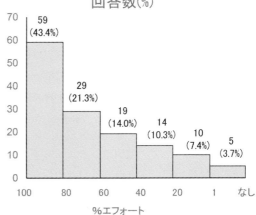

図2 現在の勤務と研究の状況
(A) 卒後および学位取得後の年数, (B) 学位取得後の状況を示す.
学位取得後（年）は11人，研究開始・終了・期間は5人の無回答者を除く．現在の業務については全業務時間をエフォート100％として20％区間で求めた回答を区間中央値の平均値で示す．臨床業務のエフォート分布は20％区間で求めた回答を示す．円グラフの数値は回答数，括弧内はパーセント値を示す．

表1 研究経験と臨床医の能力に関するクロス集計と残差分析（学位の有無を問わない）

研究経験項目	自律的に学ぶ能力	論理的に考える能力	問題を発見し解決する能力	組織マネジメント能力	コミュニケーション能力	診療における医学的見識	診療に必要な技術	医の社会性の認識	医の倫理性の認識
自分自身のプロジェクトを持ったこと	43 (19.8) 3.4**	27 (12.4) 0.1	30 (13.8) -0.2	32 (14.7) 2.1*	20 (9.2) -0.8	15 (6.9) -2.0	6 (2.8) -3.7***	22 (10.1) 0.3	22 (10.1) 0.6
指導者による指導	37 (10.5) -1.3	59 (16.8) 2.8**	47 (13.4) -0.6	30 (8.5) -1.3	25 (7.1) -2.4*	39 (11.1) 0.0	48 (13.6) 2.6*	33 (9.4) -0.2	34 (9.7) 0.5
正解がない問題に取り組んだこと	33 (19.4) 2.8**	27 (15.9) 1.5	40 (23.5) 3.6***	4 (2.4) -3.6***	6 (3.5) -3.2**	17 (10.0) -0.5	7 (4.1) -2.6*	15 (8.8) -0.4	21 (12.4) 1.6
試行錯誤の繰り返し	32 (9.5) -1.9	47 (13.9) 1.0	65 (19.3) 2.8**	27 (8.0) -1.6	26 (7.7) -2.0	38 (11.3) 0.1	43 (12.8) 1.9	32 (9.5) -0.1	27 (8.0) -0.7
力不足の自覚	44 (17.1) 2.3*	20 (7.8) -2.4*	34 (13.2) -0.6	20 (7.8) -1.6	16 (6.2) -2.5*	42 (16.3) 2.9**	45 (17.4) 4.3***	18 (7.0) -1.5	19 (7.4) -0.9
成果の発表	31 (19.6) 2.8**	21 (13.3) 0.4	15 (9.5) -1.8	12 (7.6) -1.3	30 (19.0) 3.5***	18 (11.4) 0.1	7 (4.4) -2.4*	16 (10.1) 0.2	8 (5.1) -1.8
仲間との協力	10 (3.5) -5.0***	10 (3.5) -4.9***	28 (9.8) -2.4*	64 (22.3) 7.0***	74 (25.8) 8.8***	22 (7.7) -2.0	28 (9.8) -0.1	30 (10.5) 0.5	21 (7.3) -1.0
研究経験全般	47 (11.1) -1.0	60 (14.2) 1.3	56 (13.3) -0.7	43 (10.2) -0.3	40 (9.5) -1.0	52 (12.3) 0.9	33 (7.8) -1.6	46 (10.9) 1.0	45 (10.7) 1.4
度数	277	271	315	232	237	243	217	212	197

上段；度数（％），下段；調整済み残差，*P<0.05，**P<0.01，***P<0.001，調整済み残差が正の値で有意差ありのセルをシェーディングで示す．

ずれでも「仲間との協力」が挙げられ，前者では「自分自身のプロジェクトを持ったこと」，後者では「成果の発表」も挙げられた．「診療に必要な医学的見識」「診療に必要な技術」では「力不足の自覚」が挙げられ，後者では「指導者による指導」も挙げられた．「研究経験全般」はいずれの臨床能力項目にも挙げられなかった．

3．質的分析

量的分析で有意だった研究経験項目と臨床能力項目の関連について，個別インタビュー調査を行なった．質的分析により医師は自身の研究経験から臨床能力を獲得し，その力を臨床で発揮していると認識していることが示された（**補足表**）．臨床能力ごとにまとめた結果を以下に示す．

自律的に学ぶ能力：自分だけの研究プロジェクトには正解がなく自力で取り組むしかなかった．力不足を感じながらも主体的に試行錯誤を重ねる中で多くを学び，根拠を持って考えるようになっ

た．臨床で出会う問題にも画一的な答えはないが，主体的な試行錯誤を重ねて解決を目指している．

論理的に考える能力：研究では自分の考えを言語化し論理的に考える指導を受けて前進できた．この経験が，臨床で病態を論理立てて考える姿勢につながっている．

問題を発見し解決する能力：研究では正解がないが，試行錯誤を通じて問題を俯瞰的に捉え解決に向かうことができた．臨床でも試行錯誤を重ね問題の本質を捉えて解決にあたっている．

組織マネジメント能力：研究ではチームメンバーと信頼関係を築きつつ主体的に行動することでチームとして成長でき前進できることを知った．臨床でも信頼関係を重視しつつメンバーの主体的な参加を促すことでチームの成長を図り目的の達成を目指している．

コミュニケーション能力：研究チームでは自分自身の考えを持った上で仲間と対等に意見を交換し，学会発表でも相手と対等に意見を交換する態

補足表　研究経験と臨床医の能力に関する質的データの例示

臨床能力項目	研究経験項目	研究経験と臨床能力の関連	研究経験項目に関する発言	臨床能力項目に関する発言	調査票自由回答
自律的に学ぶ能力	自分自身のプロジェクトを持ったこと	研究ではどこかに正解があるわけではなく、自分だけのプロジェクトなので自分で取り組むしかないから、技術の不足や根拠のある考え方があることに気づいたが、知識や技術を習得し、実践的な試行錯誤を重ねて根拠のある考え、知識、技術を身につけることで研究を進めることができた。成果の発表でも根拠を持つことが重要であることを知り、また適切な発表方法を学んだ。	自分自身のこの研究プロジェクトを持った時、自分で過去の論文を入手して自分自身で実験のプロトコルを（中略）基礎を自分で学んで（中略）先輩からもっとしたことを聞いたり、過去のマニュアルをちょっと読んでそれはそういうことなのかなって。	臨床で行う検査、治療法について（中略）自分の力で調べた上で指導を受けるということが、より自分の実力につながるんではないかというふうに感じます。（中略）自分からもっとしたことであるって程度である程度まず学んだ上である、研究のときそういったことが礎になってるのかなって、いうふうに振り返れば思います。	自分の研究データに向き合うこと、仲間の研究報告を聞くことで他人との考え方や価値観の違いなどを知る機会となっています。
	正解がない問題に取り組んだこと	この経験が臨床でも継続的な学びで成長しようとする態度につながっている。また、解決が困難で画一的な対応ができない問題について、主体的に情報を集めて仮説の実証を繰り返し根拠を立てることや、相手に応じた説明をすることにもつながっている。	科研費申請書の作成ですね。どこかに答えを求めていたところがあったのを（中略）自分で考えて、答えを出すようになった。あと、モデル作りですかね。マウスの、とにかくいろいろしてみる。（中略）人の意見を求めるまでのタイミングがその後になった。ある程度自分の考えを持って本当に迷うとか関われなかなとかなるところまでの程度が変わった。	初めて出くわした検査なり症状なりに出くわしたときの能力ですか。やっぱり、正解がないので。そういうときに自分で道筋を立てられるような、次、これを見よう。これを考えようとか。これをそうですね。	研究に従事することは、医療を客観的に見直し真実と向き合うこと、自ら深く考え、解決策を見つけること、医療を社会的にとらえること、仲間と協力して問題に取り組むなど臨床医になるうえで様々な側面で力をつける糧になる。
	力不足の自覚		（研究では）計画も自分で立ててるさいけない。（中略）いかに自分が今までトレーニングに乗っかってきたかっていうので。自分で考えるって結構しんどいなと思って。力不足というか、新しい分野に入るところうまくいかないかと思った。正しいか分からないけど、自分で理論的に考えて、これが正しいんじゃないかと思う方法を試してみて（中略）そういう意味では臨床ではなかなか経験できない、自分での学ぶ機会といのを得られたのかなっていう感じでした。	臨床的に関わる問題とか（中略）画一的なものはない（中略）この患者さんはこの病気なのかとか、社会的背景を考えることという感じで（中略）とちょっと近いなっていう感じはしました。（研究をする前は）画一的に話してたからって振り返って思ったので、その辺は成長だったのか。	優秀な人材が豊富な研究班に所属できたことが、自分の力不足を認識させる契機になり、自分が読み続ける習慣もつきました。
	成果の発表		学会発表のスライドを作るときですね。（中略）文字を大きくしてみたり色変えたりとかって、その辺りが感覚だったんですよね。何か考えるときの根拠がなかったなっていう感じです。	高齢でご飯を食べれなくなりましたとかいうとき（中略）例えばご飯を食べれなくなりましたとき（栄養管理の方法について）オーダーメイドで、その人に、なんで、そこにに行き着くかっていうのを説明できるようにしようっていうふうになってきます。	研究をし論文発表することは臨床力に大きくプラスになると思います。ジャーナルを読み続ける習慣もつきました。

臨床能力項目	研究経験項目	研究経験と臨床能力の関連	研究経験項目に関する発言	臨床能力項目に関する発言	調査票自由回答
論理的に考える能力	指導者による指導	研究では表面的に見えるものが背後でどのように関連するかを考え、また自分の考えを言語化して答える。論理的に考えるよう指導を受けて研究を進めることができた。この経験が、臨床で病態を複合的に捉えるに考えて自分の考えを持ち、論理立てて説明する姿勢につながっており、後輩にも病態を論理的に考えるよう指導している。	話者A：科研費申請書の作成をチームミーティング、私が言ってるを（中略）構造化してもらえたので、何が、どの次元で足りないとか、どこで止まってるとかいうのが、附に落ちた感じです。 話者B：上司から（中略）画像の奥に何があるのかを考えるっていうふうに言われ、実際の診療でどうなってるかとか。それは今で生きてるのかなとか思います。 話者C：僕はショック受けたのは心破裂だったんですね。（上司の指導で）過去の症例を全部分析しまして大きなリスクが分かって（中略）心破裂が減少するということを見出して。そういった指導を受けて論理的に考える能力というものがアップされたところだと思っております。	話者A：直感で判断しないようになった。病状説明とか患者さんに話すときの話す内容を、ちゃんと考えるようになった。 話者B：エコーでこう見えてるけど、PETやMRIやCTはこう見える。組織をとったらこう見えるっていうのを照らし合わせてっていうふうな形で。複合的に考えるようになったのかなと思います。 話者C：論理的に何か臨床の疑問を結び付けられないかとか。常に考えてます。そこを調べるためにやっぱり論文、読まないとできないんですね。（中略）それを見ることによって、半歩ずつ答えが見えてくるというようなことはあるなというふうに思ってます。	教授から研究の仕方を教えて頂いて医師として研究を経験しないのは大変な損失と考えるようになりました。研究経験によって論理的な思考パターンが構築され、臨床の現場においてプラスになったと思います。
	正解がない問題に取り組んだこと	研究では正解がなく、解釈できない実験結果が出ることもあった。関連する情報を集めて実証的な試行錯誤を繰り返すことで解決に向かうことが新たな知識や技術を身につけることができた。この経験から、臨床現場でも問題の本質を俯瞰的に捉えるようになり、日々の実践でより良い診療を目指している。	実験を進めていく中で（中略）解釈が難しい実験結果にやはり遭遇すると思います。過去の論文を後々その後やいろいろ調べて仮説を立ててて。（中略）いろいろ調べていくことからが再現性を持って同じにできることが認められるのか、もう一回同じ実験をしたりしますよね。（中略）トライ・アンド・エラーを繰り返す。	患者さんを診ていく中で（中略）典型的ではない所見だったり、検査の結果がある。（中略）ケースレポートだったりとか調べていく中で何がしかのヒントが見つかれば。それを基に自分のから、患者さんに対するアプローチを考えることができた。（中略）ゴールに向かっていく過程でやっていたことと試験でやっていたことと試行錯誤したっていうことは同じだなというふうに感じているわけです。	研究には正解がなく、論理的により根拠のある方向でないければほぼない。複雑な同題のある患者さんを前にしたとき、根拠に基づいたマネジメント法が身につくと思う。
問題を発見し解決する能力	試行錯誤の繰り返し	研究では正解がない問題や病態を診療に活かすための知識や技術を診療で話かしており、解釈困難な病態に遭遇した際には情報収集と実証的な試行錯誤で問題解決にあたっている。	免疫染色です。具体例を変える。時間を変える、濃度を変える。まさに試行錯誤だったりとか、やみくもにやるんじゃなく、試行錯誤だけれど、その中に問題を見つけるっていうんですかね。	コメディカルが何かがみ合ってこないような場面のときに。そもそもの問題点に気付けるっていうですね。一歩引いて、俯瞰して。そういう耳で聞くっていうのか。そんな感じですかね。そういう目で見たり。聞いたりしていく。	研究は想定外のことばかりです。臨床も同様で問題点を列挙しProblem listとしてこ一つ一つ解釈し対応を検討する。この繰り返しは臨床も研究もまったく同様のものと考えます。

臨床能力項目	研究経験項目	研究経験と臨床能力の関連	研究経験項目に関する発言	臨床能力項目に関する発言	調査票自由回答
組織マネジメント能力	自分自身のプロジェクトを持ったこと	自分の研究を進めるためには、自分にない能力を持った人と信頼関係を築きながら主体的に協力を求める必要があった。研究チームではメンバーが対等な立場で協力し、自分ごととして意見を交わすことで新たな問題が発見され、研究が進むことを経験した。また実験を依頼することで相手が成長することにも気づいた。	補助員さんたちに頼んだりとかしなきゃいけないっていう環境の中で、それは結構、研究をまとめる上でここはお願いしようというのが。長い目で、初めての経験に近かったですね。長い目で見て、後輩にやってもらったほうがいいっていう、そのためにやってもらったほうがいいっていう感覚は、これは多分、持てるようになったと思います。研究室であったりとか、研究室で自分のことをずっと振り返っているという時間があったからなのかなと思っています。	例えば急患に挿管しなきゃいけないっていうときは、さっさと自分でやってしまってたんですけど。長い目で見ると、後輩にやってもらってなるようにしたほうがその手技ができるようになるっていうのは研究の後から出来るようになったなと思います。(自分の医院で)自分で対応したほうが早いというときに自分で見て(中略)長い目で見ても(中略)お願いして(中略)チームとしては良くなってきてる。	研究を始めて1、2年は思う様に進まなくてが大変だったが指導者、同じ研究班の先輩方。門分野の先生方、研究補助員の方々など実に多くの方々に助けていただいた。この経験は臨床においては多種職連携が非常に重要であるという信念で臨床にとりくむことにつながっている。
	仲間との協力	信頼関係が、臨床でも協力者との信頼関係を重視しつつ問題や情報を共有し、自分が主体となって協力を求めて目的を達成する姿勢につながっている。また、メンバーの主体的な参加を促すことでチームの成長を図ることにも考えつながっている。	みんな自分のプロジェクトを持ってって(中略)そのプロジェクトの一部を僕ら(若手)が一緒に(中略)やるとかっていうのを一緒に。チームみんなで研究していてっていう(中略)組織についているのだなっていうのは実感しました。カンファランス以外でも(若手)だけど(中略)みんなの研究がちょっとずつつながっていけるとか。方向が決まったりとか。みんなの研究室で話し合う機会って結構多くて、みんなで協力して、みんなの研究室で協力して、プロジェクトを考えるっていう時間は多かったですね。	3つの大きな病院が(中略)心不全の地域連携をするときにいきなり走りだすまずは(中略)同じデバイスで、同じツールを使って、地域連携をしたいっていう話をしに行って、(中略)直接現場で働いている先生同士で話をして、じ心不全連携シートを作ってやっていくっていうのがあったんですよね。研究室でチームでやってっていうこういう意識がなければ、突っ走って(中略)大学だけのツールを使ってたと思うんですけど。	

臨床能力項目	研究経験項目	研究経験と臨床能力の関連	研究経験項目に関する発言	臨床能力項目に関する発言	調査票自由回答
コミュニケーション能力	成果の発表	研究チームでは若手の仲間同士で遠慮なく自分の意見を言い、相手の意見を受け入れる対等な信頼関係を作れた。成果の発表では自分自身の考えを持ち、自分の研究と関連づけながら相手の考えを聞く態度が身についた。臨床では自分自身の考えを持ちつつ、相手に敬意を持って意見を引き出すことで、互いに信頼感のあるメンバーとなるコミュニケーションを意識している。	(学会発表で)質問されたとき正解を返さないといけないっていう頭に、多分なってたんですよね。でも、そうじゃないっていうのを知れました。私の研究だから、私が答えたことが答えてじゃないけど、学会のときに、同じような研究してる人とか意見交換したりとか（中略）質問が出てきたりと興味を持ったり、こんなことにならないな、いろいろいかな、みたいなふうになるない感じ。	(現在のコミュニケーションの相手は)ドクター、病棟の看護師さん、検査技師さん、栄養士さん、作業療法士さんと地域連携室ですね。ここは聞こうみたいな判断はできますね。ここは聞くだけど。あるかもしれません。うだろだ自分であるのでもない。こうでもない。こうっていって調べるよね。これは聞くだけど、全部をそうするでもなく。それなりに考えた上で聞くみたいな。	臨床医になるうえで研究に従事することは仲間と協力して問題に取り組むなど様々な側面で力をつける糧になると考える。仲間の研究報告を聞くことで他人との考え方や価値観の違いなどを知る機会となっています。プレゼンテーション等の場数を踏むことで、問題提示や解決法の説明が的確になり、患者さんへの説明や他科医師との連携も磨かれるように思う。
	仲間との協力		自分自身の研究チームの先輩や後輩、研究補助員さんと協力したり、されたり、（中略）そういった関係性をつくりつつ（中略）実験プロジェクトを進めていくという中でコミュニケーション能力っていうのが高まった。（相手の言うことを）一度聞いて受け入れて考え直すということ。言われたことをしなかったりとかすると、相手はやっぱり気分を害しますよね。（中略）そこのところは気を使いながら（中略）やっていく。	研究生活で得られたコミュニケーション能力（中略）が多職種チーム医療における（マネジメント）に役立つっていうふうに思います。多職種の方（中略）は、それぞれに本当にプロフェッショナルで、し。（中略）ちゃんとその意見をしっかり受け止めた上で、お互い嫌いな気分を持っていく中で、お互い仲良く素直に意見を言い合えるようなコミュニケーションというふうに心掛けてるみたいな、というふうには思います。	
診療における力不足の自覚	力不足の自覚	研究では根拠のある考え方ができていないことに気づくとき、また考えたこともうまくいかず力不足を感じた。目的と手段の区別、考えや行動の根拠、病態の理屈など考えず、諦めずに前進することができてきた。臨床でも自分の力不足を受け入れた上で試行錯誤を繰り返すことで目的を達成できるという信念を持てるようになった。目的と手段を区別し、病態の理屈を考えることで患者さんとの診療方針を根拠を持てられるようになった。	思うような実験結果が得られなかったとき、そもそも実験結果がうまくいかなかったとき、（中略）これだけ下調べして入念に考えてるにもかかわらず、（中略）一回振り返って、またちょっと調整して、またやって、またうまくいかなくて。また駄目なんだっていうことの繰りだけど、もう一回っていうことですよね。（中略）そういったとくくじけずやった結果何らかの結果が出る。	臨床でも自分自身の診療能力の向上に結びついたりするだろうというには思っています。最（中略）くじけることなくじっくり着くことができるという自分に信念があるので（中略）実験の中でそういったネバーギブアップの精神がついたのかなと思います。	学位研究や留学等で研究一筋に取り組む研究者を見て半端な気持ちではこの世界は乗り切れないと感じた。臨床の現場に戻り、研究前とは教科書の理解が雲泥の差であることを感じた。疾患に対する考え、対処の仕方。深く、患者に対する方針など、多角的に考え、アプローチすることができるようになっている自分を自覚している。

臨床能力項目	研究経験項目	研究経験と臨床能力の関連	研究経験項目に関する発言	臨床能力項目に関する発言	調査票自由回答
	指導者による指導	研究では努力してもうまくいかず、根拠のある考え方、コミュニケーション能力。臨床研究での診断技術など様々な力の不足を感じた。しかし、指導者の助言により自分の考えを言語化し、構造化することで客観視する力や、検査の結果を身につけた。	(指導があったのは)科研費の申請書を作るときです。自分の言葉が出てくるまで(中略)、何か出てくるまで、とことんっていう指導ですかね。自分だけで考えているといると止めるところを、どうにかしてっていう気持ちで考えるという指導。	簡単に諦めないっていうことですか。これでいいや、みたいなところに、すぐになれない。(中略)単純に出来事と結果とか治療をつなげるんじゃないっていうところですかね。(中略)他科受診も本当にいいんかな、この人にとってはっていうのを考える。	学位取得の苦労はしたが、理論的考え方や、データの見方等を学ぶ事ができた。研究経験の有無で明らかに臨床能力に差があると実感している。研究の中で問題を見つける訓練、問題の本質を捉える訓練は、臨床で必要な能力を伸ばすことに役立つと思います。臨床の技術、能力を高める方法を身に着けることができる機会だと思います。
診療に必要な技術	力不足の自覚	技術を身につけた。その上で諦めずに試行錯誤することで結果を出すことができた。この経験から、臨床でもうまくいかないときには自分の力不足を受け入れ、諦めずに試行錯誤することでとても自分の力を高めることができるようになった。単に所見と治療をつなげるのではなく、患者の状況を多角的に把握し、患者ごとの診療方針を根拠を持って考えられるようになった。	本当に知らないことだらけだったんで(中略)エコーしかり、PETしかり、MRIしかり、CTしかり、ほとんどわからないような状況でした。(研究テーマの)血管内皮機能と高血圧だったり認知機能だったり(中略)、勉強もしなきゃいけないですし、無力感も感じますし、ただやるしかなかったっていう状況でした。	自分がいち早くエコーの所見に気づいてここ、こうだよっていうことだとか。あとは多角的に見るっていうか、エコーうだったからCTではどううだとか、診察でどうなってってるのとかですね。	

度が身についた．臨床でも相手に敬意を持ち意見を引き出すことで信頼感と主体性があるコミュニケーションを意識している．

診療における医学的見識：研究では根拠のある考え方ができていないことに気づきうまくいかないことも多かったが，諦めずに試行錯誤を繰り返すことで前進することができた．臨床でも自分の力不足を受け入れた上で試行錯誤することで目的を達成できるという信念を持つようになった．

診療に必要な技術：研究では努力してもなかなかうまくいかなかったが，指導者の助言のもとで試行錯誤することにより自分の考えを構造化する技術や検査の技術を高め，結果を出すことができた．臨床でも自分の力不足を受け入れ試行錯誤することで自分の力を高めることに務めており，患者の状況を多角的に把握して根拠を持って考えられるようになった．

少人数（5人）のインタビュー調査を補完するため調査票自由回答の主題分析を行なった（136人中115人が記入，**補足表**）．インタビュー調査と大きく矛盾する記述は認められなかったが，少数ながら「研究経験と臨床力に関連はない」とする回答があった．

考 察

本研究では研究経験と臨床能力の関連についての臨床医の認識が示された．従来から研究経験により臨床能力が向上することは経験的に語られていた．しかしそのエビデンスが十分でないことが，若手医師の研究志向低下の一因であると指摘されている[1, 15-17]．著者らが調査した限り研究経験の具体的な意義の検討は本研究が初めてであり，臨床能力獲得との関連ついて一定のエビデンスを与えると思われる．

1. 研究経験と臨床能力に関する医師の自己認識

本研究の平均的な回答者像は卒後25年前後の臨床医で，3分の2以上が開業医または大学外の勤務医であった．エフォートの大半は臨床に充てられており，学位取得後に研究を継続している医師は4分の1に満たず研究に割くエフォートは

10%ほどであった．このような回答者のプロファイルから，本研究の結果は学位研究経験の意義に関する臨床医の認識を示すと考えられた．学位研究を経験した医師像として以下の姿が浮かび上がってきた．

学位研究では自分自身のプロジェクトが与えられ，正解がない問題を自分の力で解決する必要に迫られた．努力しても解決は困難で力不足を感じたが，指導者や仲間の支援のもとで諦めずに論理的思考と試行錯誤を繰り返すことで自らの能力を高めつつ問題の本質を見極め，少しずつ前進できることを経験した．成果発表の際には主体的で根拠のある考えを持った上で相手と意見を交わすことの価値を知った．このような経験は学位研究が初めてで，臨床における様々な能力や信念の形成に複合的に寄与したことを自覚している．現在は臨床で日々直面する問題に対してこれらの力を駆使しており，研究と同様に論理的思考と試行錯誤を重ねて問題の本質を見極め，意識的にチームを形成することで自分の臨床力の向上を図り，答えがない問題を解決するために粘り強く主体的な取り組みを続けている．

調査票では「研究経験と臨床力に関連はない」とする回答があったが，当該回答には研究経験から論理的思考能力やコミュニケーション能力が得られたとの記述も含まれており，回答者がこれらの能力を「臨床力」と捉えていないために「関連はない」と回答したと推察された．

本研究の特徴の一つは，研究経験と臨床能力それぞれの項目間で関連を分析した点にある．これまで研究経験と臨床能力の関連が明らかにされなかったのは，項目別に検討されなかったためかもしれない．「研究経験全般」の臨床能力への寄与が示されなかったことは，この解釈に矛盾しない．

2. 先行研究との関連

医学教育では求められる臨床能力を定義した上で構築される学修成果基盤型カリキュラムが主流となっている[25]．その中でproblem based learning（PBL）は問題解決能力やコミュニケーション能力を涵養する学修法であり[26]研究活動との類似が推察される．この観点の先行研究とし

て，医学部学生時のPBLテュートリアル経験が初期臨床研修における論理的思考力，問題解決能力，コミュニケーション能力等の自己評価を高めることが報告されている[27]．しかしその効果は数年後には観察されなくなっており，臨床経験の影響のためと考察されている．一方，本研究では平均約15年前の研究経験が現在の臨床能力に寄与しているとの認識が示され，研究経験から臨床での信念を持つようになったとの言葉からも長期にわたる影響力が示唆された．

学位研究経験とPBLの主な相違点は2つ挙げられる[26]．1つ目の相違点として，PBLではあらかじめ設定された課題シナリオが与えられ一定期間で完了するのに対して，研究での問題には正解がなく解決するまで学位研究者が取り組み続ける必要があることが挙げられる．2つ目の相違点として，PBLが小グループを基本とした共同学修であるのに対して，学位研究ではチーム活動を含めて学位研究者がより主体的に問題解決に取り組み試行錯誤を重ねる必要がある．今回の結果でも「正解がない問題に取り組んだこと」と「自分自身のプロジェクトを持ったこと」が「自律的に学ぶ能力」と有意に関連していた．これらの特徴から研究経験は自律的な学びや成長をより強く刺激し，長期的な影響力につながったと推察される．今後，学修成果基盤型カリキュラムの中でこの知見を活かす方策についての研究が求められる．

モチベーションに関する自己決定理論では3つの心理的欲求（自律性，有能性，関係性）の充足が内発的モチベーションや精神的な健康に結びつくとされる[28]．本研究における臨床能力項目のうち，自律的に学ぶ能力は「自律性」，論理的に考える能力，問題を発見し解決する能力，診療における医学的見識，診療に必要な技術は「有能性」，組織マネジメント能力，コミュニケーション能力は「関係性」の充足にそれぞれ関連する可能性がある．医師の学術活動は燃え尽き症候群の回避や職業的満足度の向上との関連が報告されており[29,30]，臨床研修の満足度向上との関連も報告されている[31]．この観点から，本研究の質的データで「研究経験は医師としてのモチベーションを長く保つことにつながる」との指摘があったこと

は興味深い．研究経験と内発的モチベーションや精神的な健康維持との関連について将来の研究が求められる．

3. 研究の限界

本研究の調査は単一臨床科（心臓・血管内科）の同門医師を対象として実施された．この臨床科や研究テーマの特性（循環器疾患）が結果に何らかの影響を及ぼした可能性がある．インタビュー回答（5人）と調査票自由回答（115人）の間に大きな齟齬を認めなかったが，調査対象の多様性や人数は限定的で結果が理論的飽和に達していない可能性がある．また，本研究では過去の研究経験と現在の臨床能力の関連を尋ねたため，何らかのリコール・バイアスが生じている可能性がある．今後，より多数かつ多様な対象においてより客観的な関連や因果関係の検討が求められる．

4. 本研究の含意

我が国の医療・社会環境は複雑性や不確実性を増しており，新たな問題が次々に起こると予測される．この状況に対応する高度な臨床能力の獲得機会提供が医師育成の課題と思われる．本研究からは，学位研究経験の価値は直接的な研究成果や知識の獲得に留まらず，新たな問題に柔軟に対応するための高度な臨床能力の獲得機会であることが示唆された．若手医師の研究志向が低下しつつある現状を考え合わせると能力獲得機会の逸失が懸念されるが，その実態は明らかではなく今後の検討が必要である．本研究の知見をさらに発展させることで，医師が備えるべき高度な臨床能力の育成を念頭に置いた研究活動プログラムの構築が可能になると期待される．

告 示

本研究は九州大学大学院経済学府産業マネジメント専攻における青木浩樹の卒業研究として永田晃也教授（九州大学大学院経済学研究院）の指導のもとで実施された．本研究にあたり開示すべき利益相反はない．調査票調査にご協力くださった久留米大学医学部内科学講座心臓・血管内科部門同門医師の皆様に感謝の意を表する．

文 献

1) 文部科学省高等教育局医学教育課. 今後の医学教育の在り方に関する検討会 中間取りまとめ. 2023.

2) 日本専門医機構 一般社団法人. 専門医制度整備指針（第三版）. 2020.

3) 厚生労働省. 令和3年度臨床研修修了者アンケート結果（概要）. 2021.

4) Bandura Albert. Psychological Modeling: Conflicting Theories. Aldine-Atherton Inc., Chicago, 1971.

5) 日本学術会議臨床医学委員会. 専攻医募集シーリングによる研究力低下に関する緊急提言. 2020.

6) 文部科学省高等教育局医学教育課. 医学教育の改善・充実に関する調査研究協力者会議（最終報告）. 2007.

7) Alguire P. C., Anderson W. A., Albrecht R. R., Poland G. A. Resident research in internal medicine training programs. *Ann Intern Med* 1996; **124**: 321-8.

8) Accreditation Council for Graduate Medical Education. ACGME Common Program Requirements. 2022, URL: https://www.acgme.org/what-we-do/accreditation/common-program-requirements/（accessed May 21 2022）.

9) General Medical Council. The UK Foundation Programme Curriculum, 2021.

10) Royal College of Physicians and Surgeons of Canada. CanMEDS 2015 Framework, Canada, 2015.

11) Hautz S. C., Hautz W. E., Keller N., Feufel M. A., Spies C. The scholar role in the National Competence Based Catalogues of Learning Objectives for Undergraduate Medical Education（NKLM）compared to other international frameworks. *Ger Med Sci* 2015; **13**: Doc20.

12) 鈴木利哉, 奈良信雄. 卒前教育・卒後臨床研修のシームレスな連携と診療科・地域の医師偏在解消を目指すフランスの医学教育. 医学教育 2014; **45**: 201-6.

13) 猪飼 周平. 日本における医師のキャリア－医局制度における日本の医師卒後教育の構造分析. 季刊社会保障研究 2000; **36**: 269-78.

14) 文部科学省. 医学教育モデル・コア・カリキュラム. 2022.

15) 基礎医学委員会・臨床医学委員会合同医学教育分科会. 我が国の医学教育はいかにあるべきか. 日本学術会議, 2011.

16) International Working Party to Promote, Revitalise Academic Medicine. Academic medicine: the evidence base. *BMJ* 2004; **329**: 789-92.

17) Sambunjak D., Straus S. E., Marusic A. Mentoring in academic medicine: a systematic review. *JAMA* 2006; **296**: 1103-15.

18) Morgan D. L.. Pragmatism as a Paradigm for Social Research. *Qualitative Inquiry* 2014; **20**: 1045-53.

19) Creswell John W. A Concise Introduction to Mixed Methods Research. SAGE Publications, Inc, Thousand Oaks, CA, USA, 2014.

20) 久留米大学. 建学精神・基本理念. URL: https://www.kurume-u.ac.jp/about/idea/（accessed May 18 2022）.

21) 社長の出身大学 - 全16業種別ランキング -. 週刊文春 2014; 6月19日号: 140 - 5.

22) 文部科学省. 医学教育モデル・コア・カリキュラム. 2010.

23) 医療経営人材育成事業ワーキンググループ. 経済産業省サービス産業人材育成事業 医療経営人材育成テキスト [Ver. 1.0]. 経済産業省 2006.

24) 土屋 雅子. テーマティック・アナリシス法：インタビューデータ分析のためのコーディングの基礎. ナカニシヤ出版, 京都, 2016.

25) Dent John, Harden Ronald M., Hunt Dan. A Practical Guide for Medical Teachers. 5th Edition. Eslevier, 2017.

26) Davis M. H. AMEE Medical Education Guide No. 15: Problem-based learning: a practical guide. *Med Teach* 1999; **21**: 130-40.

27) 福井由理子, 石原園子, 松井慶子, 佐藤康仁, 菅沼太陽, 鄭珠・他. 少数回数のPBLテュートリアルの体験が卒業時および卒業後の臨床能力へ及ぼした効果. 医学教育 2006; **37**: 277-83.

28) Ryan Richard M., Deci Edward L. Self-Determination Theory: Basic Psychological Needs in Motivation, Development, and Wellness. Guilford Publications, New York, USA, 2017.

29) Norvell J. G., Baker A. M., Carlberg D. J., Diller D., Dziedzic J. M., Finnell J. T.・他. Does academic practice protect emergency physicians against burnout? *J Am Coll Emerg Physicians Open* 2021; **2**: e12329.

30) Zhuang C., Hu X., Dill M. J. Do physicians with academic affiliation have lower burnout and higher career-related satisfaction? *BMC Med Educ* 2022; **22**: 316.

31) Takahashi O., Ohde S., Jacobs J. L., Tokuda Y., Omata F., Fukui T. Residents' experience of scholarly activities is associated with higher satisfaction with residency training. *J Gen Intern Med* 2009; **24**: 716-20.

医学教育 2025, **56**(2): 113～123

総　説

医学教育の論文執筆における生成 AI の活用：
研究計画立案から論文執筆までの実践的アプローチ

笠 井　　大[*1, 2, 3, 4]

要旨:
　生成 AI は，研究立案から論文の執筆・投稿に至るまでの論文執筆の各段階を効率化し，創造性を高める有力なツールである．本稿では，生成 AI の概要と基本的な仕組みを解説し，研究テーマ設定，文献レビュー，データ解析，文章校正などにおける活用方法と今後の展望を概説する．生成 AI の特性を理解し，適切なプロンプト設計と批判的吟味を行うことで，有用性を最大限に引き出せる．しかし，不正確な情報の生成（ハルシネーション）や過度な依存による執筆スキルの低下といったリスクもあるため，倫理的基準の整備と慎重な活用が求められる．適切に使えば，研究者の生産性や論文の質を高め，日本の学術論文全体の発展にも寄与すると期待される．
キーワード: 生成 AI，研究，論文執筆

Utilization of Generative AI in Research and Academic Writing in Medical Education:
A Practical Approach from Research Planning to Manuscript Preparation

Hajime KASAI[*1, 2, 3, 4]

Abstract:
　In academic research and writing, generative artificial intelligence (gAI) is becoming an increasingly useful tool. gAI can help researchers work more efficiently, think creatively, and manage different tasks throughout the research process. This review presents the basic functions of gAI and how it can be used in various types of research, including medical education research—from developing research questions and reviewing previous studies to analyzing data, writing drafts, proofreading, and translating texts. Understanding how these tools work and using them carefully can be greatly beneficial for researchers. For example, better results can be derived by using well-designed prompts and critically checking the gAI's output. However, important concerns also exist. gAI can sometimes produce information that sounds correct but is, in fact, wrong. Excessive reliance on gAI may also weaken important writing and thinking skills. In addition, questions concerning fairness, responsibility, and proper use need to be addressed. Clear rules and responsible use of gAI tools are essential. gAI should not replace human judgment or academic standards. However, if used thoughtfully, it can help improve the quality of writing and make research work more productive. It may also support researchers in Japan in sharing more of their work internationally. As medical education continues to develop, gAI has the potential to support better research practices—if it is used with care and a strong sense of responsibility.
Keywords: generative artificial intelligence, research, academic writing

---

[*1] 千葉大学大学院医学研究院医学教育学,
　　Department of Medical Education, Graduate School of Medicine, Chiba University, Japan
[*2] 千葉大学医学部附属病院総合医療教育研修センター,
　　Health Professional Development Center, Chiba University Hospital, Chiba, Japan
[*3] 千葉大学医学部附属病院呼吸器内科,
　　Department of Respirology, Graduate School of Medicine, Chiba University, Chiba, Japan
[*4] 岐阜大学大学院医学系研究科医療者教育学専攻,
　　Research Field of Health Professions Education, Graduate School of Medicine, Gifu University
　　受付: 2025 年 3 月 27 日，受理: 2025 年 3 月 27 日

はじめに

生成 AI（Generative AI）とは，生成モデルを利用して文章，画像，音声などのコンテンツを生成する人工知能技術である[1]．生成 AI の進化は目覚ましく，日常の事務作業をはじめ，診療ケアの実践や若手教育など様々な場面で大きな影響を与えている[2]．特に，医学教育においては，生成 AI を単なる支援ツールとして活用するだけでなく，将来の医師に求められる AI リテラシーの一環として，AI 技術を適切に活用できる能力を養う教育が求められている[3-7]．高等学校での教育において，情報 I・II として科学情報技術（ICT）関係の教育が必修化されており[8]，ICT の知識や技術がある前提で大学に入学してくる．そのため，医師を養成する大学のカリキュラムの改編は必須である．事実，医学教育モデル・コア・カリキュラムにおいても医学生の卒業時に求められる資質・能力の一つに「IT：情報・科学技術を活かす能力」と挙げられている[9, 10]．このような背景から，大学カリキュラムにおいて AI 教育の導入が検討され，実践されつつある[5]．

この潮流の中で，学習者である医学生だけでなく，医学教育に携わる医師や教員にとって，生成 AI を適切に活用できることは極めて重要である．生成 AI を効果的に活用することで，教育現場での負担軽減のみならず，医学研究の発展にも寄与することができる．その活用の一例として，研究や論文執筆における応用が挙げられる．論文執筆において，生成 AI は効率性と創造性を向上させる有用なツールとして注目されている[11, 12]．その活用範囲は広く，研究テーマの立案から文章作成，文献レビュー，データ解析，翻訳まで，多岐にわたる[13-17]．生成 AI の利用は，特に学術的な活動において重要性を増しており，医療分野での教育や研究活動をさらに発展させる可能性を秘めている．特に，反復的な作業を軽減することで，研究者がより創造的な活動や科学的な洞察に集中できる環境が整いつつある[18]．生成 AI は単なる技術以上の存在となりつつあり，倫理的側面を考慮することが求められている[2, 14, 19-21]．生成 AI の利点を最大化するためには，各生成 AI ツールの特徴を理解し，適切に選択して使用することが重要である．

本稿では，2025 年 3 月時点での生成 AI を用いた論文執筆に関する文献をレビューしつつ，生成 AI の基本的な仕組み，論文執筆のプロセスに沿った具体的な活用方法と生成 AI ツールを提示する．ただし生成 AI とそれを取り巻く環境は日々変化しているため，その都度の最新の情報を確認してほしい．さらに，生成 AI の使用上の注意点にも議論を加え，生成 AI とともに歩むこれからの著者に求められる姿勢について概説する．

尚，本稿は生成 AI による論文執筆についての総説ということから，論文のアウトラインや文章の素案作成，文章の校正，文献検索，図の作成において生成 AI（ChatGPT，SCISPACE）を使用している．

1. 生成 AI の基本

生成 AI を使用する上では生成 AI についての基礎知識は必要である．しかしながら，本稿の趣旨を鑑み，特に重要と考えらえるものの 3 つに絞り，提示する．

1.1 大規模言語モデル（Large Language Models：LLM）

生成 AI の基盤となるもので，数十億〜数兆単位のテキストデータを読み込み，訓練したシステムである．これらのモデルは，人間の言語パターンを学習し，入力に対して自然な文章を生成することができる．ChatGPT，Google Gemini，Claude といったツールがその代表例である．

1.2 プロンプト

プロンプトとは，生成 AI に対して与える指示や質問のことであり，生成される文章の質や内容はプロンプトの質に依存する．プロンプトを作成することはプロンプトエンジニアリングとも呼ばれ，適切なプロンプトにより生成 AI の能力を最大限に引き出し，より正確で学術的に有益な出力を得ることができる．例えば，論文の背景をまとめる際に「あなたは○○（役割）です．××（テーマ）についての研究動向を 500 字で説明し

てください」と指示すれば，簡潔かつ論理的な要約を得ることが可能である[22]．逆に，あいまいなプロンプトでは望ましい出力が得られにくいため，明確な指示を与えるスキルが求められる．そのため，プロンプトを適切に設計する能力を養うことが，生成 AI 活用の成否を左右する[23,24]．適切なプロンプトを構築するためには，対象となるタスクの目的や目標を明確にし，それを簡潔かつ具体的に生成 AI に伝えるスキルが求められる．

1.3 ハルシネーション（Hallucinations）
ハルシネーションとは，生成 AI が事実と異なる情報や，実際には存在しないデータを生成する現象を指す[25]．これは，生成 AI が学習した膨大なデータのパターンをもとに新たな出力を生成する際に生じるものであり，文法的・構造的には整合性のある文章であっても，内容の正確性を欠く場合がある．

2. 論文執筆プロセスと生成 AI の活用できる点

論文執筆のプロセスは，研究の立案，計画から始まっており，データの収集と解析も広く執筆と関係している．論文の執筆，投稿以降も査読者からのコメントに対する修正と回答作成し，最終的に採択となる．研究の立案〜採択に至るこのプロセスには図1のような段階があり，様々な作業が必要となり，異なる課題や要求が生じる．研究者には正確さを担保しつつ効率的な作業を求められる．生成 AI は，これらの作業の多くが活用可能であり，研究者の負担を軽減するとともに，研究成果の質を向上させる可能性を秘めている．

本稿で紹介する生成 AI の概要（2025 年 3 月時点）を表1にまとめた．無料のものもあるが，使用回数や機能が制限されている．どの生成 AI が自身の研究・論文執筆に有用かを吟味して，必要性が高いものを課金していくことをお勧めする．尚，今後，これらの生成 AI 以外にも，さらに新たな生成 AI が登場する可能性があり，常に最新の情報を収集することを忘れてはならない．

3. 論文執筆の各プロセスにおける生成 AI とツールの活用

ここでは論文執筆の各プロセスにおける具体的な生成 AI ツールの紹介と，その活用方法について詳しく説明する．

3.1 研究立案，計画
研究テーマの立案において，生成 AI は柔軟なアイディア出しやアイディアの整理が可能となる．例えば，ChatGPT を使用することで研究テーマにつながる Research Question を具体化したり，言語化したりすることが可能である．この Research Question に関連する今までにどのような報告があるかといった文献レビューには Elict，Perplexity，SCISPACE（Literature Review 機能）などの AI 検索エンジンを利用することで迅速に可能となる．また，文献レビュー結果とリサーチ・クエスチョンを組み合わせて ChatGPT や Gemini に読み込ませることで，キーワードを洗い出し，研究の方向性を効率的に決定できる．

次に，研究の方法においてもリサーチ・クエスチョンに自身が想定し得る研究対象や研究環境を ChatGPT や Gemini に読み込ませることで，より実践可能かつより良い研究成果に繋がる対象者の選定や収集すべきデータ，解析方法も生成が可能である．

さらに，倫理審査書類の執筆においても，ChatGPT や Gemini を用いることでわかりやすく，正確な文章の作成が可能である．研究計画書をもとに研究協力者に対する説明文書も作成可能である．尚，研究立案や研究計画書作成の際など生成 AI に自身のアイディアを読み込ませる際はその内容を学習させないように留意することを忘れてはならない．研究計画書を学習させてしまうとせっかくのアイディアが他の誰かの質問に対する回答として出力されてしまうことが危惧されるためである．

3.2 研究実施とデータ解析
研究実施の過程では，個人情報を取り扱うた

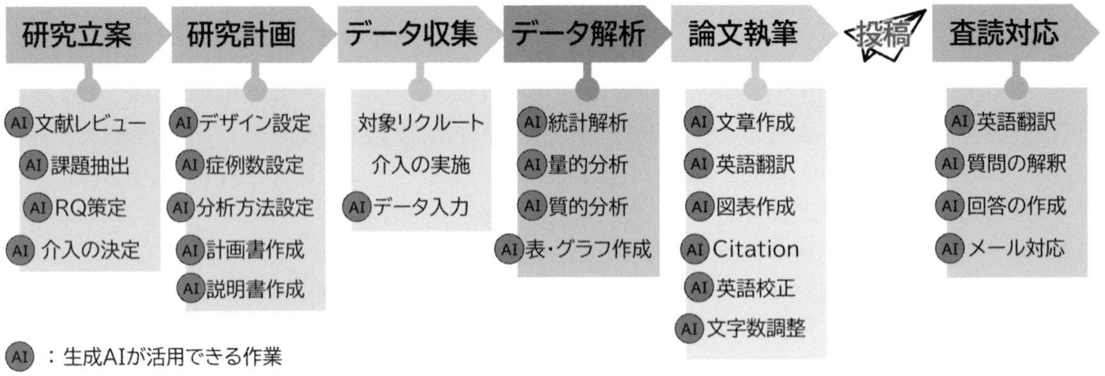

研究立案 → 研究計画 → データ収集 → データ解析 → 論文執筆 → 投稿 → 査読対応

研究立案
- AI 文献レビュー
- AI 課題抽出
- AI RQ策定
- AI 介入の決定

研究計画
- AI デザイン設定
- AI 症例数設定
- AI 分析方法設定
- AI 計画書作成
- AI 説明書作成

データ収集
- 対象リクルート
- 介入の実施
- AI データ入力

データ解析
- AI 統計解析
- AI 量的分析
- AI 質的分析
- AI 表・グラフ作成

論文執筆
- AI 文章作成
- AI 英語翻訳
- AI 図表作成
- AI Citation
- AI 英語校正
- AI 文字数調整

査読対応
- AI 英語翻訳
- AI 質問の解釈
- AI 回答の作成
- AI メール対応

AI ：生成AIが活用できる作業

図1 論文執筆プロセスとその各段階における作業，生成 AI が活用できる作業（筆者の経験を基に作成）．
RQ：Research Question

表1 本稿で取り上げている生成 AI ツールのまとめ

カテゴリ	ツール名/URL	課金情報	使用用途
AI チャット	ChatGPT https://chatgpt.com/	無料プランあり． 有料プランは $20/ 月〜	文章生成，要約，質問応答，アイデア出し，論文作成の補助．
	Gemini https://ai.google/	無料プランあり． 有料プランは¥2900/ 月	Google の AI を活用した情報検索，要約，文章作成，コード生成．
	Claude https://www.anthropic.com/	無料プランあり． 有料プランは $20/ 月〜	高度な会話型 AI，文章要約，分析，アイデア出し．
AI 論文検索・要約	Elicit https://elicit.com/	無料プランあり． 有料プランは $10/ 月	AI による論文検索，要約，データ抽出，関連論文探索．
論文のネットワーク分析	Connected Papers https://www.connectedpapers.com/	無料プランあり． 有料プランは¥708.58/ 月〜	関連論文のネットワークを可視化，リスト化
	Research Rabbit https://www.researchrabbit.ai/	無料	著者・論文の関係のネットワークを可視化，リスト化
	Inciteful https://inciteful.xyz/	無料	関連論文探索，論文ネットワークの分析，著者・機関の関係性分析．
AI 検索エンジン	Perplexity https://www.perplexity.ai/	無料プランあり． 有料プランは $20/ 月	高度な AI 検索，ウェブ情報の統合，論文や学術情報の検索も可能．情報ソースも併せて提示される
引用・評価支援	Scite.ai https://scite.ai/	無料プランあり． 有料プランは¥979/ 月	論文の引用分析，引用の文脈表示，支持・反論の分類，論文の評価．
研究・論文執筆の総合支援	SciSpace https://scispace.com/	無料プランあり． 有料プランは $12/ 月〜	AI による論文 PDF との対話，検索・要約，文献レビュー・管理，論文執筆支援．AI Writer 機能
	PaperGuide https://paperguide.ai/	無料プランあり． 有料プランは $9/ 月〜	AI による論文 PDF との対話，検索・要約，文献レビュー・管理，論文執筆支援．AI Writer 機能

注1．2025 年3 月5 日時点．
注2．筆者作成．

め，生成 AI に得られたデータそのものを入力することは行ってはならない．しかし，研究で得ら

れたデータの統計手法について助言を得る目的で，データの概要や統計的特徴を生成 AI に読み

込ませることで，適切な解析手法の提案を受けることは可能である．

また，データベースの整理に Excel を使用する際，関数を適切に活用することで作業の効率が大幅に向上する．しかし，関数の知識が必要となるため，初心者にとってはハードルが高い場合がある．ChatGPT や Gemini に，対象となるセルや行いたい処理を入力することで，以下の例の様に適切な関数を提案してもらうことができる．

例1：「A 列の数値が 100 以上の場合に '高'，未満の場合に '低' と表示する関数を教えてください」→ ChatGPT の提案：=IF（A1>=100, "高", "低"）

例2：「B 列の日付データを YYYY/MM/DD 形式に変換する関数を教えてください」→ ChatGPT の 提 案：=TEXT（B1, "YYYY/MM/DD"）

さらに，直接的に研究データを ChatGPT や Gemini に読み込ませなくても，得られるデータと類似するデータセットを生成してもらうことで，疑似データを用いた解析の予行演習を行うことができる．この方法を活用することで，統計手法の適用や解析プロセスの理解を深めることが可能となる．加えて，研究結果の可視化においても，得られたデータをどのような表やグラフで示すのが最も効果的であるかを ChatGPT や Gemini に提案させることで，より明瞭で説得力のある研究結果の提示が可能となる（**図2**）．

3.3 文章作成と編集

生成 AI は文章作成の草案段階で特に有用である．ChatGPT や Gemini を利用することで，研究結果の要約や文章のよりアカデミックで適切な表現への変更（パラフレーズ），段落構成の提案が可能になる．さらに，特定のフォーマットや投稿規定に合わせた文章への整理にも役立つ．また，論文執筆ではより詳細に文献レビューを行う必要がある．計画段階で行った文献レビューで抽出した文献をもとに，Connected Papers や Research Rabbit を使用して，関連する論文や研究のネットワークを視覚的に把握することができる．これにより，重要な論文を見逃さずに執筆を

進めることが可能である．また，Scite.ai を用いることで，引用した文献の信頼性や文献同士の関係性を評価しながら効率的にレビューを行える．

また，英語論文の執筆においては，以前から使用されている DeepL や Grammarly といった翻訳ツール，文法チェックツールに加えて，ChatGPT や Gemini でも，適切なプロンプトを用いることで英語原著論文にふさわしい英文翻訳をすることや領域に即した文章へのパラフレーズも可能である．さらに，SCISPACE では Paraphraser 機能があり，文章の長さ（Shorten, Default, Expand），修正の程度（Less, Medium, More），文章のテイスト（Academic, Fluent, Formal など）も設定したパラフレーズが可能である．さらに，AI Writer 機能も加わり，上記のような翻訳やパラフレーズに加え，入力されている他の文章やパラグラフに即した新たな文章やパラグラフまでプロンプトなしに生成可能となっている．

4. 生成 AI を使用する上での注意点とリスク，著者としての役割

生成 AI の利用にあたっては，効果的に活用するために注意点がある．これらの注意点は，生成 AI をどのように使い，どのように結果を評価するかという観点からも重要である．生成 AI を利用する上での注意点とリスクについて，情報の正確性，個人情報の保護，倫理的課題，長期的な影響の観点から考察する．

4.1 情報の正確性

生成 AI は，LLM の学習データをもとに，文法的に正しく，意味の通る文章を生成する．しかし，その出力は必ずしも正確とは限らず，ハルシネーションを含む場合がある[19]．根拠となる文献の提示をせず，時に参考文献を捏造することにあるため注意が必要である[26]．医学教育分野では，不正確な情報により学習者の将来の診療実践に影響を及ぼす可能性があり，慎重な取り扱いが求められる．

生成 AI の出力を検証するためには，次のような対策が求められるとともに，著者が人間として

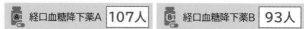
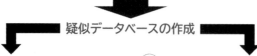
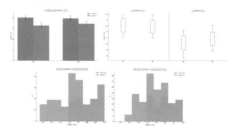

図2 生成AIによるデータセットの作成とそれを用いた解析練習（ChatGPTを使用）

果たす役割といえる.
- **一次文献の参照**：生成AIが提供した情報をそのまま使用するのではなく，信頼できる学術論文やガイドラインを参照し，内容を確認する.
- **複数の情報源の比較**：異なる生成AIツールや従来のデータベース（PubMed, Google Scholarなど）を用いて情報の一貫性を確認する.
- **著者，共著者といった専門家のレビュー**：AIの生成した文章をそのまま使用するのではな

く，著者や共著者による専門家としてのレビューを経ることで，情報の正確性を担保する[19]．

また，生成 AI の特性を理解し，適切なプロンプトを設計することで，誤情報の発生を抑制できる可能性がある．生成 AI の出力を無批判に受け入れるのではなく，批判的思考を持ち続けることが不可欠である[20]．

4.2 個人情報

生成 AI を活用する際には，個人情報の取り扱いに細心の注意を払う必要がある．生成 AI ツールによっては，入力されたデータが外部サーバーに保存され，学習に利用される可能性があるため，機密情報や個人情報を含むデータの取り扱いには慎重を期さなければならない[5]．

特に，医療分野では患者情報や診療記録，医学教育においても学習者の個人情報や成績情報も扱う可能性があり，より厳格な対応が必要である．

- 生成 AI に個人情報を入力しない．
- 使用する生成 AI のプライバシーポリシーを確認し，データの取り扱いについて理解する．
- 自身のパーソナルコンピュータ（PC）にダウンロードして使用するローカル LLM を使用する（Meta 社の Llama やその Llama をベースに医療専門の Meditron などがあり，試験的には利用可能）．

また，個人情報の匿名化やデータマスキング技術を活用することで，プライバシーリスクを軽減することができる[6]．

4.3 倫理的課題

生成 AI を利用する際には，オリジナリティ，著作権，責任の所在といった倫理的問題が伴う．しかし，生成 AI の進歩は急速であり，論文執筆におけるガイドラインは確立していない[27]．特に，生成 AI が生成した文章や図表の使用に規定はジャーナルごとに異なり，投稿前に規定を確認する必要がある[28]．

- 著作権とオリジナリティ：生成 AI による生成物をそのまま論文やプレゼンテーションに使用する場合，著作権の問題が生じる可能性があ

る．また，生成 AI が生成した文章を自身のオリジナルとして発表することは，研究倫理に反する行為である[19]．

- ジャーナルの規定：多くの学術雑誌では，生成 AI ツールの使用を明記することを義務付けており，メソッドや謝辞のセクションで生成 AI の利用を開示することが求められている[28, 29]．
- 責任の所在：生成 AI は論文の「著者」としての責任を負うことができないため，論文の著者として記載することは認められていない[28]．研究者は，AI の出力を批判的に評価し，最終的な責任を持つことが求められる[17, 19]．

研究者や教育者は，自身の知識やスキルをもとに AI の結果を適切に編集し，責任を持って活用する姿勢が必要である[11]．

4.4 長期的影響

生成 AI の活用が普及するにつれ，長期的な影響についても考慮する必要がある．特に，生成 AI への過度な依存は，研究者や学生の執筆スキルや批判的思考能力の低下を招く可能性がある[20]．

- 執筆スキルの低下：生成 AI は文法的に正しい文章を生成できるが，論理構成や科学的議論の展開は人間が担う必要がある．生成 AI に頼りすぎることで，研究者自身の論理的思考力や文章表現力が低下する懸念がある[20]．
- 学習効果の低下：学生や若手研究者が生成 AI に依存しすぎると，論理的思考を鍛える機会が減少し，研究の質の低下につながる可能性がある．そのため，生成 AI は補助的なツールとして活用し，基礎的なリサーチスキルやライティングスキルの向上を並行して行うことが重要である[20]．

生成 AI はあくまで補助的なツールとしてバランスよく使用し，常に自らの能力向上を図る姿勢を持つことが重要である．加えて，生成 AI は著者とならないものの単なるツールを超えた論文執筆における新たな存在ともいえ，今後さらなる進化が予想される中で，著者が生成 AI とどのように協働していくかを常に考えていくことも必要である[30, 31]．

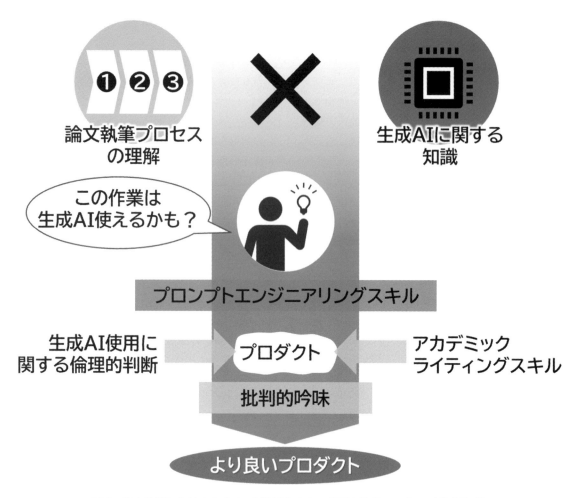

図3 論文執筆における生成AIを活用する上で必要な姿勢・スキル（筆者作成）

5. 今後の展望と求められる論文執筆姿勢

　生成AIの活用により，研究計画の策定やデータ解析の効率化が進み，研究プロセス全体の生産性向上が期待されている．しかし，依然として人の介入が不可欠な部分は多く，研究者・著者自身が主体的に関与しながら，生成AIの出力を批判的に評価し，適切に活用する姿勢が求められる[32]．生成AIは論文執筆において，過去の文献や教科書，PC，インターネットなどと同じく，著者の能力を何倍にも向上・拡張させるツールである（図3.1）．しかし，そのもととなる著者の能力が1以下では十分な結果は得られない（図3.2）．生成AIに使われ，その一部に組み込まれないように注意が必要である（図3.3）．

　生成AIを効果的に活用するためには，研究の全体像を理解し，その知識や実際の研究・執筆経験を基盤として持つことが不可欠である．さらに，生成AIの特性を把握し，どの段階でどのような活用が可能なのかをイメージし，適切なツールを選択し，最適なプロンプトを作成することが求められる．特にプロンプトの設計によって生成AIの出力の質は大きく左右されるため，適切な指示を与える技術もまた，研究者が習得すべき重要なスキルの一つである．特に，仮説の構築や研究課題の設定，倫理的配慮を伴う判断，データ解釈の文脈理解といった研究の根幹に関わる部分では，人間の洞察が不可欠である（図4）．論文執筆において生成AIを活用しながらも，基本的な執筆能力やデータ解析能力を維持・向上させるた

1. 生成AIは著者の能力を何倍にも向上・拡張させてくれるツールとなりうる

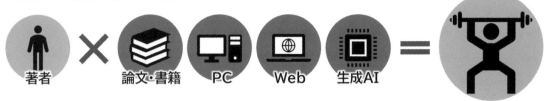

2. 著者の能力が1以下なら，生成AIを用いても十分な効果は得られない

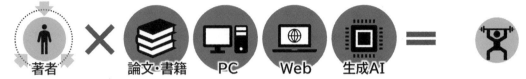

3. 生成AIの一部にならないように注意する

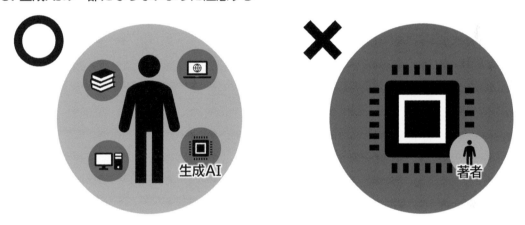

図4 著者と生成AIの求められる関係性（筆者作成）

めの努力を怠るべきではない．

最後に

生成AIは，研究計画の策定や論文執筆を支援する強力なツールであり，適切に活用することで研究の効率性と質の向上が期待される．生成AIは論文執筆における反復作業を軽減し，研究者や著者の役割を変える可能性がある．しかし，これは単に作業負担が減るということではなく，研究の意義や論理構成，科学的専門知識の深化により多くの時間を割くことを可能にする．結果として，研究者はより多くのプロジェクトに同時に取り組めるようになり，研究活動の質と量の向上につながることが期待される[18]．一方で，生成AIの出力は常に正確とは限らず，批判的な評価と慎重な利用が求められる[19]．適切な使用を心掛ければ，研究計画の精度向上や論文執筆の効率化を実現できるが，最終的な責任は常に人間にあることを忘れてはならない[28]．

生成AIの利便性を享受しつつも，論文執筆の基礎となる能力の研鑽を怠らず，批判的思考を持ち続けることが，研究，論文の質を高める鍵となる．ツールに振り回されるのではなく，研究者が主体的に活用することが求められる．

さらに，医学教育の観点からも，論文執筆指導のあり方を常に考える必要がある．論文執筆のみならず，生成AIの過度な利用は，本来培われるべき臨床スキルをはじめとした能力低下につながる可能性が懸念される[6]．生成AIを用いることで論文執筆は容易になるが，学習者が論文執筆の

基礎力をつけないと生成 AI に使われている状態になってしまう．生成 AI について学び，生成 AI を用いた学びはもちろんであるが，生成 AI によらない学び[33]としての従来の論文執筆の指導を行うこともまた忘れてはならない．

本論文が，生成 AI を活用した研究計画立案および論文執筆の指針として，読者の一助となることを願う．

告　知

本論文に関し，開示すべき利益相反はない．

本論文の内容の一部は第 13 回日本医学雑誌編集者会議（JAMJE）総会・第 13 回シンポジウムにおいて発表した．

発表の機会をご提案くださった岐阜大学の西城卓也先生および順天堂大学の武田裕子先生に心より感謝申し上げる．

文　献

1) Dwivedi YK, Kshetri N, Hughes L, Slade EL, Jeyaraj A, Kar AK, et al. Opinion Paper: "So what if ChatGPT wrote it?" Multidisciplinary perspectives on opportunities, challenges and implications of generative conversational AI for research, practice and policy. *International Journal of Information Management* 2023; **71**: 102642.

2) Dave T, Athaluri SA, Singh S. ChatGPT in medicine: an overview of its applications, advantages, limitations, future prospects, and ethical considerations. *Front Artif Intell* 2023; **6**.

3) Wartman SA, Combs CD. Reimagining Medical Education in the Age of AI. *AMA Journal of Ethics* 2019; **21**: 146-52.

4) Moldt J-A, Festl-Wietek T, Fuhl W, Zabel S, Claassen M, Wagner S, et al. Assessing AI Awareness and Identifying Essential Competencies: Insights From Key Stakeholders in Integrating AI Into Medical Education. *JMIR Medical Education* 2024; **10**: e58355.

5) Hopson S, Mildon C, Hassard K, Urie PM, Della Corte D. Equipping Future Physicians with Artificial Intelligence Competencies through Student Associations. *International Medical Education* 2024; **3**: 388-94.

6) Bohler F, Aggarwal N, Peters G, Taranikanti V, Bohler F, Aggarwal N, et al. Future Implica-

tions of Artificial Intelligence in Medical Education. *Cureus* 2024; **16**.

7) Civaner MM, Uncu Y, Bulut F, Chalil EG, Tatli A. Artificial intelligence in medical education: a cross-sectional needs assessment. *BMC Medical Education* 2022; **22**: 772.

8) 高等学校学習指導要領 情報科関係資料：文部科学省．文部科学省ホームページ．https://www.mext.go.jp/a_menu/shotou/zyouhou/detail/mext_01831.html.（Accessed 15 Mar 2025）.

9) 医学教育モデル・コア・カリキュラム（令和 4 年度改訂版）．文部科学省ホームページ．https://www.mext.go.jp/content/20230207-mxt_igaku-000026049_00001.pdf.（Accessed 18 Dec 2023）.

10) Onoue T, Asada Y, Imafuku R, Kou S, Takami H, Takahashi Y, et al. Developing competencies relating to information science and technology in Japanese undergraduate medical education. *Medical Teacher* 2024; **46**: S31-7.

11) Sharma H, Ruikar M. Artificial intelligence at the pen's edge: Exploring the ethical quagmires in using artificial intelligence models like ChatGPT for assisted writing in biomedical research. *Perspectives in Clinical Research* 2024; **15**: 108.

12) Altmäe S, Sola-Leyva A, Salumets A. Artificial intelligence in scientific writing: a friend or a foe? *Reproductive BioMedicine Online* 2023; **47**: 3-9.

13) Ellaway RH, Tolsgaard M. Artificial scholarship: LLMs in health professions education research. *Adv in Health Sci Educ* 2023; **28**: 659-64.

14) Dergaa I, Chamari K, Zmijewski P, Saad HB. From human writing to artificial intelligence generated text: examining the prospects and potential threats of ChatGPT in academic writing. *Biol Sport* 2023; **40**: 615-22.

15) Dergaa I, Ben Saad H, Glenn JM, Ben Aissa M, Taheri M, Swed S, et al. A thorough examination of ChatGPT-3.5 potential applications in medical writing: A preliminary study. *Medicine* 2024; **103**: e39757.

16) Giglio AD, Costa MUP da. The use of artificial intelligence to improve the scientific writing of non-native english speakers. *Rev Assoc Med Bras* 2023; **69**: e20230560.

17) Salvagno M, Taccone FS, Gerli AG. Can artificial intelligence help for scientific writing? *Critical Care* 2023; **27**: 75.

18) Cobb L, Haycock N. Narratives for a clinical study report: The evolution of automation and

artificial intelligence. *Med Writ* 2023; **32**: 28-31.

19） Biswas S. ChatGPT and the Future of Medical Writing. *Radiology* 2023; **307**: e223312.

20） Mitra NK, Chitra E. Glimpses of the Use of Generative AI and ChatGPT in Medical Education. *Education in Medicine Journal* 2024.

21） Hryciw BN, Seely AJE, Kyeremanteng K. Guiding principles and proposed classification system for the responsible adoption of artificial intelligence in scientific writing in medicine. *Front Artif Intell* 2023; **6**.

22） Lie M, Rodman A, Crowe B. Harnessing Generative Artificial Intelligence for Medical Education. *Academic Medicine* 2025; **100**: 116.

23） Heston TF, Khun C. Prompt Engineering in Medical Education. *International Medical Education* 2023; **2**: 198-205.

24） Pu Z, Shi C-L, Jeon CO, Fu J, Liu S-J, Lan C, et al. ChatGPT and generative AI are revolutionizing the scientific community: A Janus-faced conundrum. *iMeta* 2024; **3**: e178.

25） Gosmar D, Dahl DA. Hallucination Mitigation using Agentic AI Natural Language-Based Frameworks. 2025.

26） Williams A. Comparison of generative AI performance on undergraduate and postgraduate written assessments in the biomedical sciences. *International Journal of Educational Technology in Higher Education* 2024; **21**: 52.

27） Cooperman SR, Brandão RA. AI assistance with scientific writing: Possibilities, pitfalls, and ethical considerations. Foot & Ankle Surgery: *Techniques, Reports & Cases* 2024; **4**: 100350.

28） Tools such as ChatGPT threaten transparent science; here are our ground rules for their use. *Nature* 2023; **613**: 612-612.

29） DeVilbiss MB, Roberts LW. Artificial Intelligence Tools in Scholarly Publishing: Guidance for Academic Medicine Authors. *Academic Medicine* 2023; **98**: 865.

30） Parker JL, Richard VM, Acabá A, Escoffier S, Flaherty S, Jablonka S, et al. Negotiating Meaning with Machines: AI's Role in Doctoral Writing Pedagogy. *Int J Artif Intell Educ* 2024. https://doi.org/10.1007/s40593-024-00425-x.

31） Watson S, Brezovec E, Romic J. The role of generative AI in academic and scientific authorship: an autopoietic perspective. *AI & Soc.* 2025. https://doi.org/10.1007/s00146-024-02174-w.

32） Doyal AS, Sender D, Nanda M, Serrano RA, Doyal AS, Sender D, et al. ChatGPT and Artificial Intelligence in Medical Writing: Concerns and Ethical Considerations. Cureus. 2023; **15**.

33） Shimizu I, Kasai H, Shikino K, Araki N, Takahashi Z, Onodera M, et al. Developing Medical Education Curriculum Reform Strategies to Address the Impact of Generative AI: Qualitative Study. *JMIR Medical Education* 2023; **9**: e53466.

世界 20 カ国における
医師養成システム
海外諸国では医師がどのように養成されているか？

著　者：一般社団法人 日本医学教育評価機構 常勤理事
　　　　順天堂大学 客員教授、東京医科歯科大学 名誉教授　奈良 信雄

定　価：2,750 円（本体 2,500 円＋税）
判　型：B 5 判、並製、112 ページ
発行日：2023 年 6 月 24 日
ISBN 978-86705-818-3

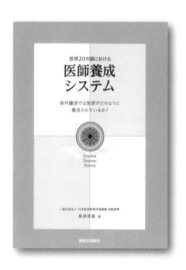

著者は長年、医学教育の改革に深く関与し、医学教育行政に大きな影響力を持ってきた日本の代表する研究者です。本書は、その著者が、文部科学省、厚生労働省の研究プロジェクトによる支援を受け、世界 20 カ国を歴訪し、医師がいかに養成されているか、その制度を詳細に分析、紹介した類書のない書籍です。医療関係者だけではなく、医療を受けられる立場の多くの方々にも、医師がどのように養成されているのか、関心を持っていただければ幸いです。

目　次

はじめに

第 I 章　ヨーロッパ編
1. ドイツ
2. イギリス
3. フランス
4. アイルランド
5. オランダ
6. ベルギー
7. スペイン
8. イタリア
9. チェコ共和国
10. ハンガリー
11. オーストリア

第 II 章　北アメリカ編
12. アメリカ
13. カナダ

第 III 章　アジア・オセアニア編
14. オーストラリア
15. シンガポール
16. マレーシア
17. サモア
18. 香港
19. 台湾
20. 韓国

おわりに

書籍の購入の申し込みは、下記弊社ホームページ URL まで。
URL：www.shinoharashinsha.co.jp

 篠原出版新社　〒113-0034　東京都文京区湯島 3-3-4 高柳ビル　電話：(03) 5812-4191　(代表)
E-mail：info@shinoharashinsha.co.jp　URL：www.shinoharashinsha.co.jp

招待論文 ❖◆◆

日本医学教育評価機構による医学教育評価
1巡目評価の総括と今後の展開

奈良　信雄[*]

要旨:
　日本の医学部における教育の改善と向上を目指して，日本医学教育評価機構は2015年以来，全国の医学部を対象に，医学教育評価を実施している．2024年10月現在，国内の82医学部をすべて評価し，認定している．本論文では，日本医学教育評価機構による医学教育評価の結果を総括し，評価を通じて浮かび上がった，わが国の医学部教育の課題について考察した．

キーワード: 日本医学教育評価機構，医学教育評価，世界医学教育連盟

Summary of the 1st Round Accreditation of 82 Medical Schools and Future Prospects

Nobuo Nara[*]

Abstract:
　The Japan Accreditation Council for Medical Education, established in 2015, has evaluated the education programs of 82 medical schools in Japan. In this manuscript, we review the results of the evaluation of medical education and discuss the challenges to be addressed based on global standards.

Keywords: accreditation for medical education, Japan Accreditation Council for Medical Education, JACME, medical education program

はじめに

　アメリカの外国医学部卒業者教育委員会（Educational Commission for Foreign Medical Graduates：ECFMG）の通告[1]を機に，2015年12月1日に日本医学教育評価機構（Japan Accreditation Council for Medical Education：JACME）が発足した．JACMEは2017年3月に，世界医学教育連盟（World Federation for Medical Education：WFME）から国際的に通用する医学教育評価機関としての認定を受けた．JACMEはWFMEによる国際基準を踏まえ，日本の現状に即した評価基準を策定して，評価基準に沿って各医学部の教育プログラムを評価してきた．2024年10月の時点で，国内82医学部の評価を終了し，認定を行った．

　本論文では，日本医学教育評価機構による医学教育評価の結果を総括し，評価を通じて浮かび上がった，わが国の医学部教育の課題について考察した．

医学教育評価の経緯

　2010年に，「アメリカ，カナダ以外の外国医学部を卒業した者で，アメリカにおける卒後臨床研修プログラムへの参加を申請する場合は，2023年以降は国際基準で評価・認定を受けた医学部の

---

[*] 日本医学教育評価機構，Japan Accreditation Council for Medical Education
　受付：2024年10月6日，受理：2025年1月17日

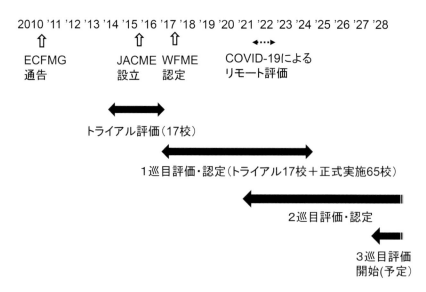

図1 JACMEによる医学教育評価の経緯

出身者に限る．」とのECFMG通告[1]が全世界に向けて発出された．これを受け，2011年から全国医学部長病院長会議の医学教育質保証検討委員会で，医学教育評価制度の確立へ向けての検討が開始された．

さらに，2012〜2016年度の文部科学省大学改革推進事業で医学教育評価実施のための具体的な制度設計が行われ，評価基準，評価法，認定法，評価員研修制度などが具体的に策定された．この事業においては，医学教育評価のあり方を検証する目的で17医学部を対象としたトライアル評価が実施され，その成果を踏まえて医学教育評価制度が確立された（図1）．

以上の経緯を経て，全医学部が会員として参加するJACMEが2015年12月1日に発足し，今日に至るまで各医学部における教育プログラムの評価が続けられている[2]．

JACMEの評価事業は2016年にWFME委員による査察を受け，2017年3月にWFMEから国際的に通用する評価機関として認定された．この結果，JACMEが実施する医学教育の評価と認定は国際的に通用することが認められ，同時にECFMGの通告にも適合することとなった．WFMEの公式認定を受けた後，JACMEによる医学教育評価は正式実施として運用が開始された．なお，トライアル評価を実施した17医学部については，暫定的評価に加え，正式実施開始時点までの改善状況を踏まえて再度評価が行われ，正式に認定された．

2024年10月現在，国内82医学部すべての1巡目評価と認定が終了している．JACMEによる医学教育評価は7年以内の周期で更新されることとなっており，2024年11月現在，すでに27医学部が2巡目の評価を受審している．以降も医学教育評価は続けられ，2027年度からは3巡目の評価が始まる計画になっている．

1巡目評価の総括

JACMEによる1巡目の評価は，2015年にWFMEが公開している医学部教育評価基準（WFME Standards for Basic Medical Education 2015）を踏まえた日本版基準を用いて行われた[3,4]．

評価基準は領域1から9までであり，医学部における教育プログラム全体を評価する構造になっている（図2）．すなわち，各医学部が定めた使命と卒業時までに学生が修得しておくべき学修成果／コンピテンシーを達成するために，適切な教育プログラムが設定されているかが評価の根底となっている（領域1, 2）．さらに学生の学修成果の到達度評価（領域3），学生の学修支援（領域4），教員の適切な配置（領域5），教育資源の確

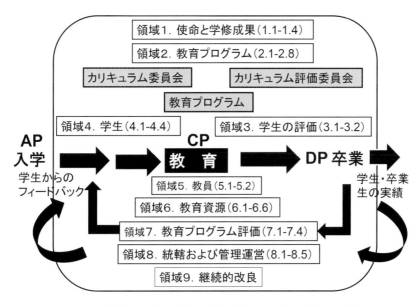

図2　医学部における教育と評価基準2015年日本版の関係

保（領域6），教育プログラム評価（領域7），教学に関わる統轄と管理運営（領域8）が適切であるかが評価の対象となっている．そして領域9で各医学部における継続的改良の状況が評価される．

　各領域には下位領域が定められ，下位領域毎に評価基準が設定されている．評価基準には，世界中のすべての医学部が達成しておくべき基本的水準が106項目（WFMEの原文ではmustと表記），なるべく達成しておくことが望まれる質的向上のための水準が90項目（WFMEの原文ではshouldと表記）策定されている．

　JACMEによる医学教育評価では，先ず評価基準に基づいた受審医学部の自己点検評価（内部質保証）が実施される．そして自己点検評価の結果は自己点検評価報告書としてまとめられ，JACMEに提出される．自己点検評価報告書は各医学部から選出された7名の評価員によって書面調査が行われ，さらに自己点検評価の記載内容を確認する目的で5日間の実地調査による外部評価が行われる．外部評価では，評価員に対する研修を実施し，さらに評価チームは経験豊富な者と経験の浅い者と新任評価員の3部構成からなる"屋根瓦"方式をとって，評価チームの均霑化が図られている．

　実地調査では，評価員と受審医学部担当者との領域別検討会議を中心に，学生・研修医・教員のインタビュー，実習・講義・研究室配属・施設などの視察が行われ，最終日に講評が受審医学部に伝えられる．

　自己点検評価報告書の書面調査と実地調査による外部評価に基づき，評価の結果は評価報告書としてまとめられる．評価報告書では受審医学部における特色や優れた点が記載され，一方で，改善を求められる点が助言（基本的水準），示唆（質的向上のための水準）として記載される．評価チームによる評価報告書（原案）は，評価委員会，異議審査委員会，総合評価部会での審議を経て，最終的には理事会で協議されて確定し，公開される．このような重層的な審議を行うことで評価の精度が高められている．

　評価の結果，国際標準な医学教育が実施されていると判定された場合には，7年間有効な「認定」として判定される．基準の適合度が十分でなく，2年以内に改善すべき事項が多い場合には，3年間有効の「期限付き認定」と判定される．1巡目の評価では3医学部が期限付き認定となり，改善を行ってから，3年以内の追加検証が求められた．認定の判定では，そのほか「不認定」，「審査保留」も設定されてはいるが，いずれも該当す

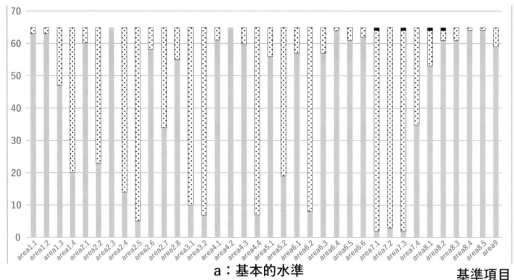

a：基本的水準

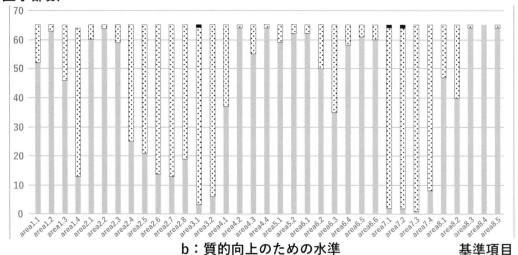

b：質的向上のための水準

□ 適合　▦ 部分的適合　■ 不適合

図3　領域別適合判定

る医学部はなかった．

医学教育評価からみたわが国医学部教育の課題

1巡目の評価結果を図3に示す．下位領域別に，65医学部における適合，部分的適合，不適合の医学部数を表示している．なお，一部の医学部の特殊性から評価を除外している項目もある．また，トライアル評価は上述のように正式実施とは評価方法に相違があるため，評価結果は，正式実施を受審した65医学部で解析することにした．領域別の評価では基本的水準と質向上のための水準でほぼ同様な傾向がみられた．そこで，解析では，基本的水準の評価結果を中心に考察した．

わが国の医学部における教育は国際基準のほとんどに適合しており，国際的標準レベルでの医師養成が実施されていると言える．しかし，以下に

表1　診療参加型臨床実習が充実されていない理由

> 臨床実習のあり方（システム）
　・従来の見学型臨床実習システムを踏襲する医学部・臨床実習施設が多い
　・医学部として診療参加型臨床実習の意義と必要性についての認識不足
　・医学生の医行為実施に対する病院や指導医の法的理解不足
　・現在の医療ではチーム医療体制が十分には確立されていない
> 臨床実習指導医
　・診療参加型臨床実習のあり方に対する理解不足
　・指導医数の不足
　・教員・指導医の負担の問題
　・教育活動に対する適正な評価が不十分
> 学生
　・学生の消極的参加
> 患者
　・患者の同意，協力が得られにくい
> 施設・設備
　・学生が使用できる電子カルテ端末，実習室などの不足

示す項目では部分的適合と判定される医学部が多く，改善が求められる．

1) EBM 教育

Evidence-based medicine（EBM）は低学年を中心に講義等で教育されている医学部が多い．ただし，高学年，とくに臨床実習の現場で学生がEBM に基づく実践が十分ではないことが指摘される．臨床実習の現場でエビデンスに基づいた医療の実践を学ぶことが要求される．

2) 行動科学教育

行動科学として教育されるべき内容はカリキュラムにオムニバス形式で散在し，多くの医学部で系統立てられた教育が実施されていない．行動科学の教育内容については，全米医学校協会（Association of American Medical Colleges: AAMC）報告や医学教育モデル・コア・カリキュラム（令和4年度改訂版）が参考になる[5,6]．

3) 臨床実習

従来の臨床実習は，主として医療現場を見て学ぶ「見学型臨床実習」が中心になっていた．しかし，アメリカ，カナダ，オーストラリアなどの先進諸国では，学生が医療の実践を行って臨床技能を修得する観点から，学生が医療チームの一員として診療活動に参画する「診療参加型臨床実習」が実施されている[7]．診療参加型臨床実習の重要性はすでに2001年の「医学・歯学教育の在り方に関する調査研究協力者会議」で提言されているが[8]，いまだに臨床実習期間，実習内容ともに診療参加型臨床実習が十分とはいえない医学部がほとんどである．

診療参加型臨床実習の充実が進んでいない要因には，JACME による評価を通じて表1のようなものがあげられる．なかでも，とくに臨床実習指導医の意識改革が欠かせないと考えられる．臨床実習で行われる学生の医行為について明確に定められていなかったことも要因の一つに掲げられるが，令和5年4月1日施行の医師法第17条改正によって，「大学が行う臨床実習において，医師の指導監督の下に，医師として具有すべき知識及び技能の修得のために医業をすることができる．」と明記されたことは，診療参加型臨床実習

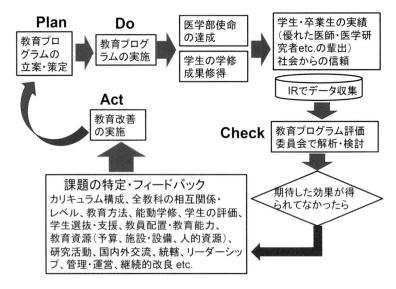

図4 医学教育プログラム評価の目的と成果

推進の後押しになる[9].

なお,「医師の働き方改革」もあり,臨床実習指導医の負担軽減と,モチベーションを高めることも欠かせない.このためには,臨床実習における指導実績を,重要な業績評価として認めることが重要になる.

診療参加型臨床実習のあり方については,令和6年度文部科学省委託事業「大学における医療人養成の在り方に関する調査研究委託事業」の取り組みとして,「診療参加型臨床実習の充実を目的とした指導医養成プログラムの開発と展開」で調査研究を実施した[10].国内外における診療参加型臨床実習の好事例を紹介し,診療参加型臨床実習の在り方についての考察を記載している.ぜひご参考にしていただきたい.

4) 学生評価

わが国の学生評価は,進級や卒業判定のための総括的評価が中心であった.しかし,学生の学修を促進するためには,学修成果の修得度を適宜評価する形成的評価が重要になる.とくに臨床実習の評価では,mini-CEX,DOPSや360度評価など,臨床実習現場での評価(Workplace-based Assessment)を行って,学生の臨床能力向上を促すことが求められる.

5) 学生の参加

WFMEの基準では,学生は教育の主たる構成者であると位置づけられている[2].すなわち,学生は"教育を受ける"受け身の立場ではなく,カリキュラムの立案・策定,実施,管理,教育プログラム評価などに主体的に参画し,教育の改善・向上に積極的に参加する必要がある.欧米先進諸国に比べ,我が国の医学部における学生の実質的な参加度はいまだ十分とは言えず,学生の意識を高めるとともに,学生の参加を受け入れる教職員の意識改革も必要である.

6) 教員の教育能力開発

評価基準では,教員は教育プログラム全体を把握した上で教育に参加することが求められている.総じて医学部における講義や実習などの教育は,教員の専門別にオムニバス形式で実施されることが多く,教員が教育プログラム全体を俯瞰して教育に参加しているとは言い難い.教育の改善・向上を目指すには,カリキュラム内容,教育法,評価法などを教員に周知することが重要で,そのための教育能力開発(FD)の充実が必要である.

7）教育プログラム評価

医学・医療の発展，国民性や社会環境の変化等に応じて，医学教育プログラムは絶えず見直して改良を図る必要がある．このためには，学生の成績や卒業生の実績に関するデータを集積し，解析して教育改善に繋げることが求められる．具体的には，Plan（P），Do（D），Check（C），Act（A）という PDCA サイクルを回して教育効果の現状を図りつつ改善を行うことが教育プログラム評価の一つの有効な手段である（図4）．

データの収集は Institutional Research（IR）によって一元的に管理し，その解析結果を教育プログラム評価委員会（名称は医学部によって異なる）が検討して改善策を提言し，提言を受けて教育プログラムの改善に繋げることが求められる．多くの医学部では IR と教育プログラム評価委員会が設置されてはいるものの，実質的に活動して教育プログラム改善に繋げられていることは少ない．教育プログラム評価の実質化が医学教育の改善・向上に重要である．

医学教育評価の課題と今後の展望

JACME の医学教育評価は ECFMG 通告に適合するのが最終目的ではなく，医学部教育の改善・向上に貢献することを主眼に置いている．この目的を達成するには，JACME の評価自体が適正かつ公正でなければならない．

そこで，JACME の評価の質を保証するために，JACME 自身も外部評価を受けている．

第1は，WFME による認定である．JACME が WFME の認定を受けるために，評価基準，評価法，認定法，評価員研修などの内容を WFME に説明し，その上で WFME 査察委員による実地調査，さらに評価のプロセスとしての評価委員会，総合評価部会における審議のあり方についての査察を2016年度に受けている．その結果，JACME の評価は国際的にみて適正であるとの評価を受けている[11]．認定は2017年3月に受けたが，更新が10年以内の周期になっており，次回は2027年までに2巡目の評価を受けることになっている．なお，認定後は年次報告書を WFME に毎年提出し，適正に評価事業が進めら

れていることの評価を受けている．

第2は，高等教育評価機関質保証国際ネットワーク（International Network of Quality Assurance in Higher Education: INQAAHE）の評価基準（2022年4月）[12]に基づいて作成した「日本医学教育評価機構内部質保証のための基準」を用い，JACME 自身による自己点検評価（内部質保証）を行い，その自己点検評価報告書を外部有識者による外部評価を受けた．外部有識者の委員は，大学基準協会，大学改革支援・学位授与機構，日本高等教育評価機構，薬学教育評価機構の各代表者と，報道関係者から構成されている．外部評価の結果，JACME の評価事業は適正であると評価された[13,14]．

医学教育評価の課題として，受審医学部，評価員の負担を減らしつつ，より精度の高い評価を効率よく行うことがあげられる．2巡目の評価では従来の評価基準に沿って行うが，受審医学部が自己点検評価をより効率よく行えるようにフォーマットを整え，実地調査も4日間に短縮することとした．これに伴い，領域別検討会議，インタビュー，視察の時間配分も変更し，効率的な実地調査を行うことにしている．

おりしも WFME は2020年に新しい評価基準を公表した[15]．新基準は従来の過程基盤型評価（Process-based standards）から原理基盤型評価（Principles-based standards）に大きく舵が切られている[16]．過程基盤型評価では，評価基準に沿って逐一適合しているかどうかを判定するもので，原理基盤型評価では概念的な基準はあるものの，詳細は各医学部に委ね，結果的に適切な医学教育が実践されているかどうかを判定するものである．JACME は WFME 新基準を踏まえつつ，日本の現状に即した評価が実施できるように基準を新しく策定し，3巡目評価から適用する予定である．

今後も各医学部の意見を聞きながら，より精度が高く，かつ効率よい評価の実施を目指すことにしている．

おわりに

2015年の発足以来，JACME は概ね順調に評

価事業を実施してきた．今後も医学部教育の一層の改善，向上に貢献するよう，評価を続ける方針になっている．評価においては，受審医学部関係者，評価員，評価委員会や総合評価部会の各委員，事務局員などへの負担が大きい．なるべく効率化して負担を減らすように努力を続けている．

医学教育評価に当たっては，評価員，各委員，事務局員，医学部関係者などの多大なる尽力をいただいている．ここに深謝する．また，JACMEの会員，評価事業に賛同して御協力いただいている賛助会員にも厚く御礼申し上げたい．さらに，文部科学省，厚生労働省のご支援，御協力にも感謝する．

文　献

1) ECFMG to Require Medical School Accreditation for International Medical School Graduates Seeking Certification Beginning in 2023. URL: https://www.ecfmg.org/forms/9212010.press.release.pdf（最終閲覧日：2024 年 10 月 4 日）

2) 奈良信雄：日本医学教育評価機構設立の経緯と展開．大学改革・学位研究 2023; **24**: 1-12.

3) WFME Standards for Basic Medical Education 2015. URL: https://wfme.org/wp-content/uploads/2015/01/BME_2015_v2.pdf（最終閲覧日：2024 年 10 月 4 日）

4) 医学教育分野別評価基準日本版 Ver.2.36 世界医学教育連盟（WFME）グローバルスタンダード2015 年版準拠．URL: https://www.jacme.or.jp/pdf/wfme-jp_ver2.36.pdf（最終閲覧日：2024 年 10 月 4 日）

5) Behavioral and Social Science Foundations for Future Physicians. URL: https://www.aamc.org/media/31241/download（最終閲覧日：2024 年10 月 4 日）

6) 医学教育モデル・コア・カリキュラム（令和 4 年度改訂版）URL: https://www.mext.go.jp/content/20240220_mxt_igaku-000028108_01.pdf（最終閲覧日：2024 年 10 月 4 日）

7) 奈良信雄．世界 20 カ国における医師養成システム．篠原出版新社，東京，2023，p.1-106

8) 医学・歯学教育の在り方に関する調査研究協力者会議報告：21 世紀における医学・歯学教育の改善方策について―学部教育の再構築のために―平成 13 年 3 月 27 日．URL: https://mededucation.hiroshima-u.ac.jp/cont/wp-content/uploads/2022/04/impr_measures.pdf（最終閲覧日：2024 年 10 月 4 日）

9) 法改正の経緯と医学生の医業の範囲について．URL: https://www.mhlw.go.jp/content/10803000/000858721.pdf（最終閲覧日：2024 年 10 月 4 日）

10) 事業責任者　奈良信雄．令和 6 年度文部科学省委託事業「大学における医療人養成の在り方に関する調査研究委託事業」「診療参加型臨床実習の充実を目的とした指導医養成プログラムの開発と展開」令和 6 年度事業成果報告書．2025.03.17（全国医学部長に配布）

11) WFME Recognition Programme. https://wfme.org/recognition/（最終閲覧日：2024 年 10 月 4 日）

12) International Standards and Guidelines for Quality Assurance in Tertiary Education. URL：https://whec2022.net/resources/International%20Network%20of%20Quality%20Assurance%20Agencies%20in%20Higher%20Education%20（INQAAHE）.pdf（最終閲覧日：2024 年 10 月 4 日）

13) 日本医学教育評価機構自己点検評価報告書（2015〜2022 年版）URL：https://www.jacme.or.jp/pdf/internal-evaluation-report20230829.pdf（最終閲覧日：2024 年 10 月 4 日）

14) 日本医学教育評価機構に対する外部評価報告書 URL:https://www.jacme.or.jp/pdf/external-evaluation-report20240206.pdf（最終閲覧日：2024 年 10 月 4 日）

15) Basic Medical Education WFME Global Standards for Quality Improvement The 2020 Revision. URL: https://wfme.org/wp-content/uploads/2022/03/WFME-BME-Standards-2020.pdf（最終閲覧日：2024 年 10 月 4 日）

16) Ricardo León Bórquez. The WFME Basic Medical Education Standards on the Horizon 2030. Medical Science Educator 2023, URL: https://doi.org/10.1007/s40670-023-01947-0（最終閲覧日：2024 年 10 月 4 日）

医療廃棄物の話をしよう

原田　優 著
定　価：2,970 円（本体 2,700 円＋税）
判　型：Ｂ５判、並製、190 ページ
ISBN 978-4-86705-820-6
発行日：2024 年 3 月 25 日

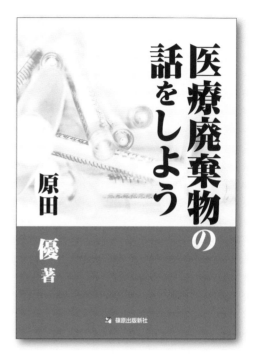

　著者は、日本医師会に 40 年勤務され、その後半は、医療廃棄物、感染性廃棄物に関する仕事に従事されました。日医退職後も現在に至るまで、医療廃棄物に深くかかわり、精力的に講習会を行い、各種の提言もされています。その集大成が本書です。現在、廃棄物処理問題は、喫緊の課題です。中でもコロナ禍以後、医療廃棄物、感染性廃棄物への関心が高まっています。すべての医療関係者の皆さんに、本書をお勧めいたします。

目　次

第Ⅰ章　医療廃棄物とは
　1. 社会的背景
　2. 医療廃棄物と感染性廃棄物
第Ⅱ章　医療廃棄物の処理
　1. 廃棄物処理法と排出事業者責任
　2. 感染性廃棄物の適正処理
第Ⅲ章　資源循環の時代に備えて
　1. 感染性廃棄物容器の発生抑制への
　　 発想転換
　2. 医療機関と処理業者とのより良い
　　 関係

　3. 医療廃棄物の小口回収における
　　 トレーサビリティシステムの構築
第Ⅳ章　医療廃棄物の適正処理の
　　　　実現のために
　1. 一般社団法人アダモスとは
　2. アダモスの新しい取り組み

推薦の言葉
　（一般社団法人アダモス 理事長 田島知行）
終りにあたって

書籍の購入の申し込みは、下記弊社ホームページ URL まで。
URL：www.shinoharashinsha.co.jp

 篠原出版新社　〒113-0034　東京都文京区湯島 3-3-4 高柳ビル　電話：(03) 5812-4191　（代表）
E-mail：info@shinoharashinsha.co.jp　URL：www.shinoharashinsha.co.jp

掲示板（意見）

解剖学実習における双方向映像通信システムを用いたリモートグループワークの実現

吉川　知志[*1]　今崎　剛[*1]　河野　誠司[*2]
仁田　英里子[*1]　仁田　亮[*1]

　神戸大学医学部では，文部科学省「デジタルを活用した大学・高専教育高度化プラン」に基づき，2022年度から解剖学実習室と講義室をリモート会議システムで接続し，ハイブリッド形式の解剖学実習を行っている．このシステムはコロナ禍を契機に導入され，リモート教室から実習の進行をリードすることで実習の効率化と班全体の理解を深められる．また，実習を進めながら座学での知識整理の機会も確保でき，画期的なポストコロナの解剖学実習法と言える．

◆ハイブリッド解剖学実習システムの構成

　各実習台（20台）に以下の機器を設置した（図）．① ビデオカメラ：実習台を俯瞰する視野を持ち，拡大映像に耐え，リモートコントロールが可能なもの．② カメラ付きマイク．③ 高指向性スピーカー：隣の実習台のマイクとの音声干渉を起こさないもの．④ 24インチディスプレイ．

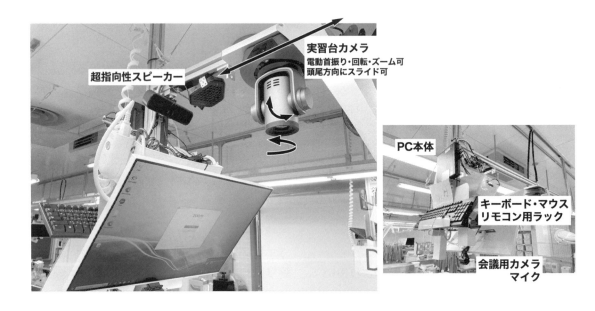

[*1] 神戸大学大学院医学研究科生理学・細胞生物学講座生体構造解剖学分野，Division of Structural Medicine and Anatomy, Department of Physiology and Cell Biology, Kobe University Graduate School of Medicine
[*2] 神戸大学大学院医学研究科地域社会医学・健康科学講座医学教育学分野，Division of Medical Education, Department of Social/Community Medicine and Health Science, Kobe University Graduate School of Medicine
　受付：2024年8月27日，受理：2025年2月21日

⑤ Zoom クライアント用小型 PC：有線 LAN で医学部の部局内 LAN に接続する．⑥ リモート教室用タブレット端末：各班に1台貸与し，学内無線 LAN を介して Zoom リモート会議に参加する．

◆ハイブリッド解剖学実習の運用

各班6人でチームを組み，うち4人を実習室，2人をリモート教室に割り振り，両者が共同してグループワークを行う．実習は1サイクル3回で構成され，実習室を2回，リモート教室を1回サイクルする．教卓 PC をホストとして Zoom を起動し，全班の PC，タブレット端末の入室管理を行う．Zoom の接続にあたっては，人体解剖というセンシティブなコンテンツを扱うため，厳しく入室管理を行い，個人所有端末の入室は認めない．各班に1つのブレイクアウトルームを割り当て，全体講義や連絡の後にブレイクアウトルームへ移動し，班ごとにグループワークを開始する．

実習の冒頭に，それまでの進捗状況を映像を交えながら班員全員で確認する．実習中には，実習室のカメラから術野の映像を配信し，リモート教室のタブレットからは実習課題や解剖学アトラス等の画像を提示する．リモート教室が実習進行をリードすることで，実習室とリモート教室間の密な連携と効果的な学修環境を実現している．グループワークにより，目的構造の同定，バリエーションや破格の確認，解剖学的考察などを共同で行う．実物と資料を双方で比較することで，より丁寧な解剖と深い理解が実現される．

3年間の運用を振り返ると，実習にリモートワークを設けることで，予習・実習・座学での復習という学修サイクルが生まれ，学んだ知識を定着させながら実習を進めることができている．さらに，実習室とリモート教室の相互の情報提供を通じて，実習作業中にも解剖に対する深い思考と理解が促されている．教員は，実習室―リモート教室間の相互議論を活性化するよう，課題を出題するなどの工夫をしている．実習の初期段階で，リモートグループが実習の進行状況，課題を吟味し，実習をリードする体制を構築することで，学生自身によるアクティブラーニングが可能となる．ただし，デジタルネイティブ世代の学生にも ICT リテラシーには個人差が大きいため，本システムの使用に際してバリアが生じないよう注意が必要である．

ハイブリッド解剖学システムの導入は，実習後に行われる定期試験への理解度を明らかに高めた．特に，記述・思考問題に対する解答のレベルが向上し，イメージングなど他科目の成績向上にも反映されている．ここ2年間は，解剖学実習をより有意義にすることを目指し，実習に先立つ座学の期間に講義・自習・小テストのサイクルを単元ごとに設け，全ての小テストに合格後に解剖学実習に望む方式としている．この方式の導入により，実習中の初歩的な質問が大幅に減り，実習への取り組みやグループワークでの議論がより深いものとなっている．

最後に，解剖学実習の全般にわたり解剖体取扱技術員の薛富義氏，崎浜吉昭氏，清水貴大氏に多大なご尽力を頂いており，この場を借りて深く感謝申し上げる．

第 23 期日本医学教育学会　第 2 回理事会議事録

日　時：2024 年 11 月 26 日（火）13：00～16：00
場　所：Web 会議システムを用いて開催
出席者：（理事長）錦織宏，（副理事長）岡崎史子，椎橋実智男
　　　　（理事）淺田義和，石原慎，泉美貴，磯部真倫，岡田英理子，尾原晴雄，菊川誠，駒澤伸泰，近藤昭信，高橋誠，高村昭輝，武田裕子，南郷栄秀，蓮沼直子，長谷川仁志，門川俊明，安井浩樹，矢野晴美，横江正道
　　　　（監事）小西靖彦，中川晋，（幹事）岸美紀子

欠席者：野村英樹理事

理事総数 23 名中　出席：22 名，欠席：1 名，監事総数 2 名中　出席：2 名
議長：錦織宏（理事長）

議事の経過の要領及びその結果

　定刻，定款第 20 条規定に基づき，代表理事錦織宏が議長として開会を宣して議事に入った．

　議長は，本日の出席理事数及びその議決権の数が上記のとおりである旨を確認し，理事会のすべての議案の決議に必要な法令及び定款上の定足数を充足していることを確認した．

議　事：

Ⅰ．前回の議事録の確認（錦織理事長）

　前回議事録について確認すると共に，問題点・訂正点があれば 1 週間以内を目途に事務局へ連絡するよう説明がなされた．

Ⅱ．審議事項

1）委員の追加について

（1）学会国際化委員会：審議の結果下記 3 名が追加委員として承認された．
　三浦聖子氏，コリー紀代氏，野呂瀬崇彦氏

（2）専門医教育委員会：審議の結果，小西靖彦氏，南郷栄秀氏の 2 名が追加委員とし

て承認された．また，高橋誠オブザーバーを委員とすることが合わせて承認された．

（3）EDI 委員会：審議の結果下記 2 名が追加委員として承認された．
　泉美貴オブザーバー，野村英樹オブザーバーを委員とすることが承認された．

（4）医学教育賞等特別委員会：下記委員会構成案が審議の結果承認された．なお，医学教育振興財団から推薦された者 1 名については推薦依頼中であり，次回理事会にて審議に諮る予定．
　岡崎史子氏（委員長），横江正道氏（副委員長），西城卓也氏，武田裕子氏，菊川誠氏，片岡仁美氏，宮地由佳氏，鈴木康之氏，大久保由美子氏，錦織宏 理事長（オブザーバー），椎橋実智男副理事長（オブザーバー）

2）第 58 回大会の日程について

　長谷川実行委員長より会期を「2026 年 7 月 31 日（金）～ 8 月 2 日（日）」の 3 日間にすることについて審議が求められ，承認された．上記日程は日本医学教育学会 Web サイトに近日掲載予定である．

3）「医学教育」投稿規程の改訂について

　学会誌編集委員会武田委員長より 2025 年 1 月 17 日付施行予定の「医学教育」投稿規程の改定案が示され，付帯資料「改定のポイント」に基づき説明がなされ，審議の結果，原案通り承認された．議場から出た質問と回答は以下の通り．

・Open Access となるなら紙媒体の発刊と同時に J-stage 掲載となるのか．
（回答）Open Access 化に伴い全ての掲載論文の即時公開化を進めている．

・査読の AI 規定について，機密性が担保された AI 支援ツールであれば査読者は使っても良いのか．
（回答）AI をすべて禁止するのは現実的ではなく，機密性が担保されないものは使用

しない，AIを使用した場合は明示的に記載するということを求めている．

なおその他細かい点についてはメール審議となり，理事会後12月4日付にて「改定のポイント」に補足的な内容が追記され，次号「医学教育」に掲載予定となった．

投稿規程についてはPubMed収載を目的として株式会社照林社にコンサルタントを依頼している．

本事業の実施及び見積額は前年度中に承認を得ていたが，支払が今年度にかかるため，理事長より本理事会での追認が求められ，承認された．

4）Google for Nonprofits（非営利団体向けプログラム）の導入について

広報・情報基盤委員会椎橋理事・淺田理事よりGoogle for Nonprofits（非営利団体向けプログラム）アカウントの取得についての検討内容が説明された．Google社に承認されればGoogle workspaceに準じた機能の無償での使用が可能となる．議場から出た質問・回答は下記の通り．

・利用対象は理事会・委員会に限るのか．

（回答）まずは学会員全員ではなく理事会・委員会での運用を見越している．承認後の運用は広報・情報基盤委員会にて議論していく予定である．

審議の結果，Google for Nonprofitsのアカウント取得申請は異論なく承認された．

5）海外からの演者の待遇について

学会国際化委員会の矢野委員長より，日本・韓国・台湾の三か国のそれぞれの関連学会での招聘演者の接遇内容を一覧でまとめた資料が示され，各国と同等の対応を今後も予算申請する方向性でよいか，という審議が依頼され承認された．

なお，本件について監事より，予算外の支出増とならないよう，次年度・次々年度予算案作成・審議の折，会期と学会の会計年度に留意するよう指摘がなされた．

6）学術大会についての申し合わせの改訂について

学術大会運営委員会錦織理事長より以下の通りの改訂案が示され承認された．

＜6．追加＞

6．会期中にAMEE-JSME共同企画を行う．主催機関及び学術大会運営委員会が設定したテーマをAMEEに提示し，AMEEから招聘演者を推薦してもらう．学会国際化委員会は，この開催を支援する．

＜19．改訂＞

（現行）19．抄録集は主催機関が選定した印刷会社で印刷し，学会より会員宛に発送する．そのため学会事務局にあらかじめ発送日を確認し，遅滞なく準備できるよう抄録原稿の締め切りを設定する．

（改訂案）19．抄録集はPDFによる電子媒体の形で作成し，学会より会員宛に送付する．そのため学会事務局にあらかじめ送付日を確認し，遅滞なく準備できるよう抄録原稿の締め切りを設定する．

7）機関会員へのウェブアンケートの実施について

教育病院・診療所委員会尾原理事より2025年大会でのシンポジウム・WSのいずれか，あるいは両方を申請予定であり，機関会員施設へのWebアンケート実施は可能かとの発議がなされ，承認された．アンケートは教育病院・診療所委員会にて作成され，メール配信／文書等にてまずは機関会員を対象に実施される予定となった．

8）利益相反委員会の設置について

前回理事会にて設置する方針となった利益相反委員会について，錦織理事長より高橋誠理事を委員長，南郷栄秀理事を副委員長とする原案が示され，設置が承認された．

Ⅲ．報告事項

1）第56回大会について（大久保実行委員長）

（1）学会国際化委員会関係の大会支出につき報告がなされた．各招聘演者の接遇日およびYIA, SAなどの顕彰にかかる費用等で支出総額は840,942円となった．

今後，全体の会計報告を次回・次々回理

事会にて報告予定である.

（2）7/29～9/30までのオンデマンド配信期間におけるアクセス報告

前回理事会にてフィードバックの要望があったため追加で報告がなされた. 視聴数は2,504件となり, 視聴者数（ユーザ数）は267ユーザとなった. また会期初め・終了間際に視聴数が増加傾向にあったこと, また金曜～週末にかけてのアクセス数増加がみられたこと, 閲覧数上位のセッション・講演等が報告された.

（3）現地会期中の各プログラム別参加人数

前回理事会にてフィードバックの要望があったため追加で報告がなされた. 各日については専門家制度更新用の単位設定がなされているプレカンファレンスWSの参加者が比較的多いこと, ポスター発表・学生企画, 特別企画に多くの参加者が訪れたことが報告された.

議場からの質問および大久保実行委員長からの回答は下記の通り.

・ランチョンセミナー等の協賛企業より参加者・参加者数についての意見や質問はあったか.

（回答）現状協賛企業からそのような問い合わせは受けていない.

2）第57回大会について（長谷川実行委員長）

（1）会 期：2025年7月25日（金）～27日（日）24日（木）プレコングレスプログラムを開催

理事会は1日目の12:30-14:30（120分）, 代議員会は1日目14:40-16:40（120分）を予定. オープニングセレモニーは2日目の昼の時間帯を予定している.

（2）会場：第1…あきた芸術劇場ミルハス, 第2…秋田市文化創造館, 第3…にぎわい交流館AU

第1～第3会場の使用計画について資料に基づき説明された.

（3）シンポジウム・ワークショップ公募を11月6日に開始した. 一般演題公募は2025年1月29日（水）に開始予定とし

て演題募集システム（UMIN）の準備を進めている. ワークショップ・シンポジウムの複数応募も認めているため, 委員会企画を複数検討している委員会については早めに申し出てほしいとの呼びかけがなされた.

（4）AMEE-JSME共同企画等については現在国際化委員会と連携し準備を進めている.

（5）日本医師会・日本老年学会等とのコラボレーション企画を検討している.

議場からの質問および長谷川実行委員長からの回答は下記の通り.

・公募シンポジウム等でWebハイブリッドや録画配信等の形式を取る演者は参加費支払が必要か.

（回答）大会についての申し合わせを確認する.

また, 監事より会員総会予定日時はいつかと質問があり, 錦織理事長より2025年度は大会会期後にオンラインで行う予定であると回答された.

3）第58回大会について（高村実行委員長）

本理事会にて承認された3日間の会期に加え, プレコングレスを会期前日に予定している.

4）第59回大会について

「医学教育」55巻5号に掲載の通り, 現在第59回（2027年）の大会開催校を公募している.

IV. 委員会からの報告

1）学会誌編集委員会（武田裕子委員長）

1月中旬から新投稿規定に則した論文募集を行う予定である旨が報告された.

2）広報・情報基盤委員会（椎橋実智男委員長）

9月に第2回委員会を開催し各予定事業の確認が行われた. 翌年1月を目途に医学教育白書の目次作成・執筆依頼を予定している. また学会Webサイト内に第23期委員会ページのdraft版ができたと報告され, 公開

に向け各委員長へ校正の依頼がなされた.

3）学会国際化委員会（矢野晴美委員長）

（1）第 57 回大会時に予定されている AMEE（欧州医学教育学会）との連携事業内容が報告された.

（2）APMEC 2027 を日本に招致する可能性について学術大会運営委員会と検討中であると報告された.

（3）米国内科学会との連携について現在検討中であると報告された.

4）医学教育専門家認定制度委員会（高村昭輝委員長）

（1）専門家資格の更新申請者が減少傾向にある旨が報告された. なお事業の赤字化について懸念が示されたが, 現状はコースワークや試験等の Web 化での経費削減で回避できる見込との事. また会員から更新を失念していたとの申し出を受け, 救済措置についてこれから委員会内で検討する旨が報告された.

（2）日本医学教育学会が（一社）社会医学系専門医協会の友好社員に承認された旨が報告された.

5）FD 委員会（岡崎史子委員長）

（1）第 49 回富士研 WS（2024 年 12 月開催）および次回開催予定日程が示された. 今後は富士研 WS を 5 日間のプログラムに戻せないか委員会で検討中と報告された.

（2）学術大会開催時の初心者用 FD 開催を検討している.

6）学術大会運営委員会（錦織宏委員長）

月 2 回の会議は継続し, 今後は公募シンポジウム・ワークショップおよび一般演題の査読, 学会運営についての検討を行う. また秋田大会においてシンポジウムを実施予定であると報告された.

7）研究推進委員会（菊川誠委員長）

日本産科婦人科学会より医学教育研究Web セミナーへの講師派遣ご協力の依頼があり, 2024 年度内に 1 回の開催を検討中, 以降定期開催を予定し準備を進めている. 本件について, 他学会との連携のモデルとして

非常に参考になるため, 開催後フィードバックを期待するとのコメントがあった.

8）教育病院・診療所委員会（尾原晴雄委員長）

11 月中に 2 回 Web 委員会を開催. 2025 年度の大会で WS およびシンポジウムを企画している.

9）臨床実習委員会（石原慎副委員長）

医育大学および臨床研修病院に対するクリニカル・クラークシップ実施状況の調査および, 2025 年度大会での委員会企画の準備を行っている.

10）臨床研修委員会（石原慎委員長）

委員会を 2 回開催し「練る会議班」「研修医 OSCE 班」「卒前・卒後シームレスアウトカム班」「広報班」として班分けを行った. 今後は班単位での各種事業活動を隔月の委員会で報告するという枠組みで本年度の予定事業を実行していく方針である.

11）専門医教育委員会（蓮沼直子委員長）

次年度大会における企画を相談している.

12）生涯教育委員会（長谷川仁志委員長）

委員会を開催した. 今後はデジタルを活用した生涯教育について議論している.

13）統合教育委員会（泉美貴委員長）

委員会を開催し統合教育の定義等について確認した. 2025 年度大会にてシンポジウム開催を検討中.

14）EDI 推進委員会（蓮沼直子委員長）

ダイバーシティ推進のため学会員の様々な属性（職種やサブスペシャリティ領域等）について調査を検討中である.

15）ICT 教育委員会（淺田義和委員長）

（1）2025 年度大会でのシンポジウムを企画中である.

（2）薬学教育学会等, 関連学会の ICT 委員会との連携事業を検討中である.

16）学習者評価委員会（野村英樹委員長）今回は報告事項なし.

17）入学者選抜委員会（門川俊明委員長）今回は報告事項なし.

18）行動科学・社会科学委員会（錦織宏理事）

2025 年度大会で WS を 2 企画検討中. ま

た今後の活動に向け班分けを予定している旨が報告された.

19) 倫理・プロフェッショナリズム委員会（岡崎史子委員長）

2025年度大会でWS・オンデマンドシンポジウムを企画検討中である. また2025年度中の白浜カンファレンスの復活を予定し検討を進めている.

20) 地域医療教育委員会（高村昭輝委員長）

10月30日にキックオフミーティングを開催し今後の活動について議論した. 学生向けの地域医療学についての情報をまとめた書籍／Webサイト等の作成を検討している.

21) 多職種連携教育委員会（岡田英理子副委員長）

11月13日に委員会を開催し今期委員会活動の主旨について確認された. 2025年度大会での委員会企画を検討する.

22) 若手キャリア支援委員会（磯部真倫委員長）

10月4日にキックオフミーティングを開催した. 2025年度大会への公募シンポジウム応募および若手向けFD企画の検討を予定し, 次回は12月上旬の会議開催を予定している.

23) 基礎医学教育委員会（椎橋実智男委員長）

10月15日に委員会が開催され, 23期活動計画の共有とブレーンストーミングが行われた.

24) 医学教育賞特別委員会（岡崎史子委員長）

今回は報告事項なし.

25) 選挙特別委員会（椎橋実智男委員長）

10月15日にオンライン会議を実施. 理事長選挙, 代議員・理事のクオータ制, 推薦代議員の在り方について理事会に提案すべく議論を重ねている.

26) サイバーシンポジウム特別委員会（門川俊明委員長）

今回は報告事項なし.

27) 学会のあり方検討特別委員会（錦織宏委員長）

毎月1回程度会議を行い, 学会運営の在り方について各種議論を行っている.

28) 将来構想特別委員会（淺田義和委員）

理事以外の委員会委員長へも理事会通知を送れないかと相談があり, 次回以降は飯田淳子委員長（行動科学・社会科学委員会）, 春田淳志委員長（多職種連携教育委員会）, 宮地由佳委員長（将来構想特別委員会）へも理事会通知が送付される事となった.

29) 医学教育モデル・コア・カリキュラム運用特別委員会（淺田義和委員長）

Medical Teacher 紙へのモデル・コア・カリキュラム特集の掲載が報告された.

V. 委員会活動以外の報告事項

1) 庶務報告（資料8）

2023年11月～2024年10月の会員推移が報告された.

2) その他

日本医学教育学会の「大会」について, Webサイト上で「学術集会」「学術大会」「大会」等, 表記が統一されていない状態になっているため, 正しい名称を確認し統一したい.

VI. 次回理事会予告

日時：2025年1月9日（木）13：30～16：30
会場：アルカディア市ヶ谷（東京都千代田区）

また当日, 紙媒体での資料配布は行われず, PDFでの資料配布となるため, 出席理事・監事・幹事へPCを持参してほしい旨がアナウンスされた.

以上をもって本日の議事の全部を終了し, 16時00分, 議長は閉会を宣した.

上記議事の経過の要領及び結果を明確にするため, 代表理事及び監事が記名押印する.

令和6年12月20日
　　　　　　一般社団法人日本医学教育学会
　　　　　　代表理事　錦織　宏
　　　　　　監　　事　小西　靖彦
　　　　　　監　　事　中川　晋

　　　　　　　　　（記録 岸美紀子）

機関会員・賛助会員一覧

日本医学教育学会は 1969 年に設立され，半世紀にわたる歩みを続けてまいりました．本学会は日本医学会分科会として，大学教員・研修指導者など 2,600 名余の個人会員と，多数の機関会員・賛助会員に支えられて，教育を通じて医学の進歩と医療の改善を推進すべく努力を重ねています．機関会員は 82 医学部・医科大学をはじめとして合計 233 機関にご参加いただき，また賛助会員として 12 組織にご協力いただいております．ここに現在までの機関会員と賛助会員のご芳名を記して，敬意と感謝の意を表します．

一般社団法人 日本医学教育学会

理事長　錦織　宏

学会誌編集委員会 編集委員長　武田裕子

機関会員（大学・病院等地区ブロック別）

（医科大学）

北海道・東北ブロック
北海道大学大学院医学研究科・医学部
（35 巻 5 号）
札幌医科大学（15 巻 5 号）
旭川医科大学（11 巻 3 号）
弘前大学医学部（35 巻 6 号）
岩手医科大学（13 巻 3 号）
東北大学医学部（20 巻 1 号）
東北医科薬科大学医学部
秋田大学医学部（10 巻 5 号）
山形大学医学部（20 巻 6 号）
福島県立医科大学
関東ブロック
筑波大学医学専門学群（23 巻 3 号）
自治医科大学（14 巻 2 号）
獨協医科大学（18 巻 5 号）
群馬大学医学部（52 巻 2 号）
埼玉医科大学（17 巻 5 号）
防衛医科大学校（12 巻 5 号）
千葉大学医学部（39 巻 5 号）
国際医療福祉大学医学部
東京大学大学院医学系研究科・医学部
　同　　医科学研究所附属病院
東京医科歯科大学医学部（36 巻 4 号）

日本大学医学部（11 巻 6 号）
日本医科大学（19 巻 5 号）
東邦大学医学部（36 巻 3 号）
東京医科大学（16 巻 5 号）
東京女子医科大学（10 巻 4 号）
東京慈恵会医科大学（13 巻 5 号）
慶應義塾大学医学部（22 巻 1 号）
昭和大学医学部（19 巻 4 号）
順天堂大学医学部（13 巻 1 号）
杏林大学医学部（18 巻 2 号）
帝京大学医学部（28 巻 5 号）
横浜市立大学医学部（15 巻 6 号）
北里大学医学部（14 巻 6 号）
聖マリアンナ医科大学（10 巻 6 号）
東海大学医学部（21 巻 6 号）
山梨大学医学部（18 巻 4 号）
新潟大学医学部（15 巻 4 号）
信州大学医学部（21 巻 2 号）
東海・北陸ブロック
富山大学医学部（20 巻 3 号）
金沢大学医学部（12 巻 4 号）
金沢医科大学（28 巻 3 号）
福井大学医学部（29 巻 6 号）
岐阜大学医学部（17 巻 6 号）
浜松医科大学（11 巻 1 号）
名古屋大学医学部（36 巻 5 号）
名古屋市立大学医学部（36 巻 6 号）

藤田医科大学医学部（16 巻 2 号）
愛知医科大学（17 巻 3 号）
三重大学医学部（29 巻 3 号）
近畿ブロック
滋賀医科大学（13 巻 4 号）
京都大学（14 巻 5 号）
京都府立医科大学（28 巻 5 号）
大阪大学医学部（19 巻 1 号）
大阪市立大学医学部（29 巻 1 号）
大阪医科薬科大学（14 巻 1 号）
関西医科大学（15 巻 2 号）
近畿大学医学部（21 巻 4 号）
神戸大学医学部（52 巻 4 号）
兵庫医科大学（11 巻 2 号）
奈良県立医科大学（30 巻 2 号）
和歌山県立医科大学（39 巻 5 号）
中国・四国ブロック
鳥取大学医学部（16 巻 3 号）
島根大学医学部（18 巻 3 号）
岡山大学医学部（37 巻 5 号）
川崎医科大学医学部（12 巻 6 号）
広島大学医学部（21 巻 3 号）
山口大学医学部（20 巻 4 号）
徳島大学医学部（37 巻 6 号）
香川大学医学部
愛媛大学医学部（38 巻 2 号）
高知大学医学部（38 巻 3 号）
九州・沖縄ブロック
九州大学大学院医学研究院（12 巻 3 号）
産業医科大学（12 巻 1 号）
佐賀大学医学部（34 巻 1 号）
福岡大学医学部（14 巻 3 号）
久留米大学医学部（11 巻 4 号）
長崎大学医学部（18 巻 1 号）
熊本大学医学部（18 巻 6 号）
大分大学医学部（52 巻 1 号）
宮崎大学医学部（51 巻 5 号）
鹿児島大学医学部（39 巻 1 号）
琉球大学医学部（52 巻 1 号）

（歯科大学）

朝日大学歯学部（52 巻 5 号）

（その他）

青森保健生活協同組合
津軽保健生活協同組合
茨城県立医療大学
岐阜大学医学部医学教育開発研究センター
(社)臨床心臓病学教育研究会（51 巻 5 号）

（病　院）
北海道・東北ブロック
市立札幌病院（35 巻 5 号）（54 巻 5 号）
JA 北海道厚生連札幌厚生病院（53 巻 4 号）
JA 北海道厚生連旭川厚生病院
勤医協中央病院（36 巻 2 号）
JA 北海道厚生連帯広厚生病院（36 巻 5 号）
（54 巻 3 号）
砂川市立病院
市立稚内病院（53 巻 5 号）
名寄市立総合病院（51 巻 1 号）
JA 北海道厚生連　遠軽厚生病院（51 巻 1 号）
函館厚生院函館五稜郭病院
十和田市立中央病院（50 巻 6 号）
岩手県立中央病院（50 巻 6 号）
岩手県立中部病院（54 巻 3 号）
岩手県立磐井病院（53 巻 5 号）
岩手県立胆沢病院（53 巻 5 号）
秋田県厚生農業協同組合連合会秋田厚生医療
センター（52 巻 2 号）
(特医)明和会中通総合病院
山形県立中央病院（14 巻 1 号）
山形市立病院済生館（37 巻 4 号）
公立置賜総合病院（51 巻 1 号）
石巻赤十字病院
(公財)宮城厚生協会　坂総合病院(53 巻 6 号)
いわき市医療センター（37 巻 6 号）
(財)竹田綜合病院（38 巻 1 号）
公立岩瀬病院（50 巻 6 号）
大原記念財団大原綜合病院（50 巻 6 号）
星総合病院（50 巻 6 号）
関東ブロック
茨城県立中央病院
総合病院土浦協同病院（38 巻 5 号）(54 巻 5 号)
筑波学園病院（39 巻 4 号）
(医)社団常仁会牛久愛和総合病院（39 巻 5 号）
水戸済生会総合病院（52 巻 4 号）
総合病院水戸協同病院
自治医科大学附属病院
前橋赤十字病院（39 巻 4 号）（54 巻 3 号）
伊勢崎市民病院（53 巻 5 号）
SUBARU 健康保険組合　太田記念病院
さいたま市立病院（51 巻 3 号）
済生会川口総合病院
埼玉協同病院
みさと健和病院
上尾中央総合病院（53 巻 4 号）
労働者健康福祉機構千葉労災病院(52 巻 2 号)

千葉県がんセンター（52 巻 5 号）
国保旭中央病院（51 巻 3 号）
成田赤十字病院
東葛病院
国保直営総合病院君津中央病院（53 巻 4 号）
国立国際医療研究センター（54 巻 4 号）
NTT 東日本関東病院（22 巻 2 号）
大森赤十字病院（53 巻 5 号）
武蔵野赤十字病院（10 巻 6 号）（54 巻 4 号）
東京都済生会中央病院（16 巻 4 号）（54 巻 3
号）
東京都立多摩総合医療センター
(医)社団健生会立川相互病院（40 巻 1 号）
（54 巻 4 号）
聖路加国際病院（19 巻 2 号）
(一財)自警会東京警察病院（52 巻 2 号）
慶應義塾大学病院
日本リハビリテーション専門学校
東京都健康長寿医療センター（53 巻 5 号）
公立阿伎留医療センター
労働者健康安全機構横浜労災病院（53 巻 5 号）
川崎市立川崎病院（10 巻 6 号）
国家公務員共済組合連合会横浜南共済病院
（29 巻 4 号）
済生会横浜市東部病院（53 巻 5 号）
横浜市立みなと赤十字病院（51 巻 1 号）
(医)社団愛心会湘南鎌倉総合病院
横須賀市立うわまち病院
昭和大学横浜市北部病院（51 巻 3 号）
社会医療法人財団互恵会大船中央病院（51 巻
1 号）
国家公務員共済組合連合会　横須賀共済病院
（53 巻 5 号）

中部ブロック

新潟県立がんセンター新潟病院（52 巻 5 号）
新潟市民病院（42 巻 1 号）
済生会新潟病院
新潟勤労者医療協会下越病院（54 巻 1 号）
新潟大学地域医療教育センター魚沼基幹病院
（54 巻 1 号）
新潟県厚生農業協同組合連合会上越総合病院
石川勤労者医療協会城北病院（52 巻 5 号）
飯田市立病院（53 巻 5 号）
組合立諏訪中央病院（52 巻 5 号）
福井県済生会病院
高山赤十字病院（29 巻 5 号）
総合病院中津川市民病院（54 巻 4 号）
松波総合病院（52 巻 4 号）
静岡済生会総合病院（19 巻 3 号）（54 巻 5 号）

(社福)聖隷福祉事業団総合病院聖隷浜松病院
（39 巻 5 号）（54 巻 3 号）
焼津市立総合病院（53 巻 5 号）
藤枝市立総合病院（52 巻 5 号）
静岡市立静岡病院
静岡県立総合病院（53 巻 5 号）
国立病院機構名古屋医療センター（42 巻 4 号）
（54 巻 3 号）
日本赤十字社愛知医療センター名古屋第一病
院（15 巻 3 号）（54 巻 4 号）
日本赤十字社愛知医療センター名古屋第二病
院（11 巻 1 号）（54 巻 5 号）
地域医療機能推進機構中京病院（29 巻 5 号）
愛知県厚生連安城更生病院（30 巻 1 号）（54
巻 4 号）
(医)豊田会刈谷豊田総合病院（52 巻 5 号）
みなと医療生活協同組合協立総合病院
南生協病院（52 巻 5 号）
西尾市民病院
尾張健友会　千秋病院（51 巻 3 号）

近畿ブロック

鈴鹿中央総合病院（35 巻 6 号）（54 巻 3 号）
伊勢赤十字病院（51 巻 4 号）
市立四日市病院（36 巻 3 号）
桑名市総合医療センター（53 巻 6 号）
松阪市民病院（54 巻 4 号）
市立大津市民病院（52 巻 5 号）
京都第一赤十字病院（54 巻 1 号）
洛和会音羽病院（37 巻 1 号）（54 巻 4 号）
京都民医連中央病院（54 巻 1 号）
地域医療機能推進機構大阪病院（38 巻 2 号）
（54 巻 4 号）
大阪赤十字病院（51 巻 6 号）
大阪府立病院機構大阪府立急性期・総合医療
センター（53 巻 6 号）
在日本南プレスビテリアンミッション淀川キ
リスト教病院（38 巻 6 号）
医療法人仙養会北摂総合病院
多根総合病院
市立ひらかた病院（53 巻 6 号）
耳原総合病院
茨木病院（51 巻 5 号）
神戸市立医療センター中央市民病院（11 巻 3 号）
（54 巻 5 号）
公立学校共済組合近畿中央病院（39 巻 4 号）
兵庫県立丹波医療センター（53 巻 6 号）
(財)天理よろづ相談所病院（11 巻 6 号）
日本赤十字社和歌山医療センター（51 巻 6 号）
南和歌山医療センター

中国・四国ブロック

鳥取市立病院

松江赤十字病院（51巻5号）

（財）倉敷中央病院（40巻1号）

国立病院機構呉医療センター・中国がんセンター（51巻5号）

広島共立病院（54巻1号）

宇部興産中央病院（52巻4号）

山口県立総合医療センター（14巻5号）

徳島県立中央病院（42巻3号）（54巻5号）

労働者健康福祉機構香川労災病院（52巻4号）

香川県立中央病院

高松赤十字病院

愛媛県立中央病院（52巻1号）

松山赤十字病院（30巻2号）（54巻5号）

（社）恩賜財団　済生会松山病院（51巻6号）

九州・沖縄ブロック

地域医療機能推進機構九州病院（11巻5号）

（医）天神会古賀病院21

（社）天神会　新古賀病院

国立病院機構　嬉野医療センター（51巻6号）

国立病院機構　長崎医療センター（54巻1号）

長崎県上五島病院

熊本労災病院（52巻4号）

沖縄県立中部病院（42巻2号）（54巻4号）

賛助会員（ABC順）

（株）医学書院

（公財）医療研修推進財団

日本漢方医学教育振興財団

（株）京都科学

（株）南江堂

（株）メディックメディア

日本ライトサービス（株）

ピアソンVUE（ナショナル・コンピュータ・システムズ・ジャパン（株））

レールダルメディカルジャパン（株）

（株）篠原出版新社

（株）ツムラ

2025年1月31日現在．（　）内は「医学教育」機関会員ページに紹介する記事の掲載巻号を示す

Health Informatics
医療情報 第8版

編集 一般社団法人日本医療情報学会医療情報技師育成部会

医療機関のシステム担当者，ベンダー，IT関係企業で働く方々に必携

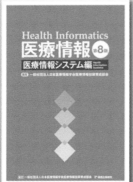
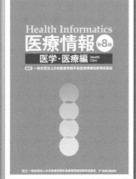
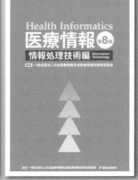

各巻B5判
定価(本体3,600円+税)

改訂の概要

本書では，実務的知識を「医療情報技師の到達目標(GIO：General Instructional Objectives)」として策定し，そのGIOに沿った体系的な内容を日々の業務に役立つようにまとめた．今回の改訂では，医療情報第7版の編集方針を引き継ぎ，小改訂とした．ただし，医療情報システムやそれを取り巻く情報技術，医学・医療の知識は絶え間なく進むため，大幅に改定した章・節も含まれている．また，制度面では医療機関の情報セキュリティが大きな社会課題となっているため，医療情報システム編，情報処理技術編の該当節を見直したほか，医療情報システムの運用の実際は文章だけではわかりにくい面もあるため，代表的な場面を巻末に例示した．より多くの方が医療情報システムやその前提となる知識について理解を深められる内容となっている．

医療情報システム編 Health Information Systems
496頁　2025年3月31日発行　ISBN：978-4-86705-825-1

医療情報技師に求められる基本的な能力を身につけるために，医療情報の特性，取り扱い上の留意点を把握し，具体的な医療情報システムの内容，企画から稼働までの流れ，稼働後の維持管理，データ活用の方法について理解することを目標としている．さらに，医療情報を共有するための標準化や，医療情報システムの管理者がおさえておくべき法律・ガイドラインについて理解し，医療情報分野の進むべき方向を考える能力を身につけることも目標としている．

医学・医療編 Health Care
542頁　2025年3月31日発行　ISBN：978-4-86705-823-7

医学・医療の役割や医学・医療倫理をはじめとして，医療情報システムを構築するために必要な医学・医療の全体像とその概念，医療プロセス，診療記録などの医療関係記録について理解することを目標としている．さらに，医療情報を医学・医療の場で活用するために不可欠な医学・医療統計，臨床研究の概念について理解するとともに，医療情報分野の進むべき方向について考える能力を身につけることを目標としている．

情報処理技術編 Information Technology
386頁　2025年3月31日発行　ISBN：978-4-86705-824-4

医療情報技師が医療現場のニーズにあった医療情報システムを開発・導入し，適切かつ効率的に運用・管理していくために必要な情報処理技術について解説している．情報処理技術の基礎的な事項だけではなく，医療情報技師に求められる医療分野のニーズに合わせた応用的な事項についても解説している．なお，情報処理技術は日々進歩・発展しているので，本書に記述している内容に留まらず，医療情報システムに活用できる新しい情報処理技術を積極的に学習することが望まれる．

篠原出版新社　〒113-0034 東京都文京区湯島3-3-4 高柳ビル3F　TEL：03-5812-4191　FAX：03-5812-4292
E-mail＝info@shinoharashinsha.co.jp　http://www.shinoharashinsha.co.jp

投稿規程
（2025年1月17日施行）

Ⅰ．「医学教育」の目的
Ⅱ．論文種類
Ⅲ．原稿作成
Ⅳ．報告ガイドライン
Ⅴ．投稿方法
Ⅵ．査読プロセス
Ⅶ．編集方針と出版倫理
Ⅷ．採択後の校正
Ⅸ．著作権
Ⅹ．掲載料
Ⅺ．別　刷
Ⅻ．広告方針

Ⅰ．「医学教育」の目的

「医学教育」（以下，「本誌」という）は，日本医学教育学会（以下，「本学会」という）が発行する査読付きのオープンアクセスジャーナルである．本誌は医師，医学生を対象とした医学教育のみならず，広く医療人の育成を扱う学術論文を掲載し，学会員に資する情報交換を行うことを目的とする．なお，すべての論文は研究分野の著名な専門家による完全かつ広範な査読を受ける．本誌は隔月発行（2, 4, 6, 8, 10, 12月）に加え，Supplement号を発行している．著者は「医学雑誌編集者国際委員会（ICMJE）が定める医学雑誌における学術研究の実施，報告，編集，および出版への勧告」に沿って論文を執筆すること．

本誌は英語論文の投稿も受け付けている．英語論文の投稿規定は後述を確認すること．

Ⅱ．論文種類

本誌は下記の論文を受け付けている．論文種類を決定したら，投稿規程の原稿作成欄を参照すること．採用論文の論文種類は編集委員会が最終的に決定する．

1）原　著

先行研究の知見から導き出された独創的なリサーチクエスチョンに基づく研究論文の区分である．研究方法論としては，量的研究，質的研究，文書研究，実験研究，観察研究，アクションリサーチ等を含む．原則として本文には，海外と国内の研究調査に基づく本テーマの重要性，先行研究からわかっていること，わかっていないこと，確固たる研究目的，存在論／認識論や理論的枠組み，教育理論への貢献，新たな知見の提示等が含まれること．人を対象とする場合は倫理審査が必要である．

2）総　説

複数の論文，根拠となる文献等を体系立ててまとめ，そのテーマを概説しつつ新たな概念・展望を提示する論文の区分である．倫理審査は不要である．

3）短　報

限られた知見，少数のエビデンスに基づく読者に有用な論文の区分である．例えば，教育に関する少数の調査データを分析した研究や，教育実践の単回で少数の量的あるいは質的な評価・検証を行った教育事例報告，学生，研修医等が主体的に取り組んだ萌芽的な教育研究等が含まれる．人を対象とする場合は倫理審査が必要である．

4）実践報告—新たな試み—

他に類を見ないユニークな教育実践の共有を目的とする実践報告の区分である．教育実践の詳細に加えて，教育理論，モデル，他分野の教育方略等に基づく設計の背景や実践の振り返りを記述すること．アンケートやインタビュー等の倫理審査を必要とするデータは含めない．

5）視　点

医学教育にまつわる事象に関して，様々な分野における知見を踏まえ，教育学的観点からその事象を考察し新たな視点を建設的に提示する区分である．新たな研究・調査データは扱わないこと．

6）学生からの提案

医学教育にまつわる事象に関して，学生の斬新かつ建設的な意見や提案を掲載する区分である．投稿者は学生であること（大学院生を除く）．

7）論文を読んで

本誌に掲載された論文に対する意見を掲載する区分である．

8）掲示板

・書　評

最近出版された医学教育関連の単行本の書評（主に招待論文）．

・文献紹介

国内外で発表された論文や書籍で，医学教育に役立つと思われるもの．

9）偲ぶ声

逝去された日本医学教育学会会員を追悼する文章．

Ⅲ．原稿作成

これ以降の投稿規定につきましては，右記のQRコードよりご覧ください．

The Medical Education Japan Instructions to Authors

1. Aims and Scope

The Medical Education Japan is an official peer-reviewed and fully open-access journal of the Japan Society for Medical Education. The Medical Education Japan aims to publish academic papers that deal not only with medical education for doctors and medical students, but also with the development of medical professionals in general, and to exchange useful information. All articles receive a full and extensive peer review by recognized experts from the subject of research field. The journal is published bi-monthly (February, April, June, August, October and December). In addition, the journal publishes a supplement issue. The Medical Education Japan requires that all manuscripts be prepared in accordance with the "Recommendations for the Conduct, Reporting, Editing, and Publication of Scholarly work in Medical Journals" as published by the International Committee of Medical Journal Editors (ICMJE).

The Medical Education Japan welcomes Japanese papers. Instructions to Authors for Japanese papers is available on the previous page.

2. Article Types

The Medical Education Japan publishes a variety of different article types. Once you have determined the correct Article Type, it is imperative that you read the Manuscript Preparation guidelines before you submit your manuscript. The Editorial Board decides the article type of an accepted article eventually:

1) Original Research Papers

Original research papers are a category of research papers based on original research questions derived from the findings of previous research. Research methodologies include quantitative research, qualitative research, document research, experimental research, observational research, action research, etc. As a general rule, the main text should include the importance of the theme based on overseas and domestic research, what is known and unknown from previous research, a solid research purpose, ontology/epistemology, theoretical framework, contributions to educational theory, and presentation of new knowledge, etc. Ethical review is required when human subjects are involved in papers.

2) Review Articles

Review Articles are classifications of papers that systematically summarize multiple papers and supporting documents, and present new concepts and perspectives while outlining the theme.

3) Short Reports

Short reports are classifications of articles that is useful for readers based on limited knowledge and a small amount of evidence. For example, research that analyzes a small number of survey data related to education, educational case reports that conduct a small number of quantitative or qualitative evaluations and verifications of educational practices, and educational research that have been undertaken independently by students, trainees, etc. Ethical review is required when human subjects are involved in papers.

4) Practice Research Articles

Practice research articles are practice reports whose purpose is to share unique educational practices that cannot be found anywhere else. In addition to details of educational practices, the background of the design and review of practices based on educational theories, models, and educational strategies from other fields should be described. Do not include data that requires ethical review, such as questionnaires or interviews.

5) Perspectives

Perspectives consider phenomena related to medical education from a pedagogical perspective, based on knowledge from various fields, and constructively presents new perspectives. Do not include new research nor survey data.

6) Suggestions from Students

Suggestions from Students are students' innovative and constructive opinions and suggestions regarding phenomena related to medical education. Submitting authors for suggestions from students must be students. Graduate students are not permitted.

For further guidelines, please scan the QR code on the right.

——編集後記——

新年度が始まりました．皆さま，如何お過ごしですか．大学や専門学校では新入生が，研修教育病院では研修医や専攻医が新たなスタートを切ったことと思います．厚生労働省の調査（令和2年度）では，新規大卒就職者の就職後3年以内の離職率の平均は31.2%とのこと．企業に就職する場合，近年ではキャリアを強化するために転職を前提に就職先を選ぶ一般学生もいるとのことで，終身雇用が当たり前であった昭和とは様変わりしているようです．一方，日本看護協会の報告では2022年度新卒看護職員がその年度内に離職する率は10.3%でした．学生が医療専門職として職業の価値観や倫理観を内面化し，自己認識を形成する「専門職アイデンティティ形成（Professional Identity Formation）」には，さまざまな困難が伴うことが知られています．新入生・新人たちを暖かく応援したいものです．

さて，本誌『医学教育』は2025年1月17日に投稿規程を全面的に改定しました．それによって本誌がどう変化するのか，日本医学教育学会にとってどのような意義があるのか，編集委員間でコンセンサスを形成するために，先月，座談会を開催しました．その内容を，読者の皆様，これから投稿くださる研究者・教育者の皆様に知っていただきたいと，本誌の冒頭に「エディトリアル」としてご紹介しています．オープン・アクセスの推進，学会の国際化に向けて本誌の深化と進化を感じていただけると幸いです．「6．各編集委員が考える本誌のスタンス・編集方針」の項では，座談会での編集委員の発言内容を紹介しています．当委員会は，学会大会で毎年，「査読者の視点で論文を検証する体験を通して医学教育論文の執筆ポイントを学ぶ」ワークショップを開催しているのですが，そこで参加者から，学会誌のスタンスを知りたいとよく尋ねられるためです．編集委員が，普段どのような姿勢で論文を読み，どんな議論をして採否を決定している

か，論文執筆のポイントが行間からにじみ出ているのではないかと思います．また，「3.2．AI活用の指針」という項目を設けました．今後，論文執筆において，AIの利活用は不可欠なものとなっていくだろうと思われます．実は，この「エディトリアル」の文章作成にもAIの力を借り，時代の変化を実感しました（本編p88，註参照）．さらに今号では，ずばり「医学教育の論文執筆における生成AIの活用」という総説を掲載しています．非常にわかりやすく書かれていますので，ぜひご一読ください．

今号の巻頭論文は，原著「臨床能力獲得における学位研究経験の意義に関する調査」です．本誌で，もっと卒後教育を取り上げてほしいというお声を多く頂きますので，この論文をお届けできることを嬉しく思います．卒前教育については，「日本医学教育評価機構による医学教育評価 1巡目評価の総括と今後の展開」について，招待論文として掲載しております．2024年10月をもって，全国82医学部の評価を終えたということで，その総括を共有いただきました．興味深くお読みいただけることでしょう．掲示板投稿は，解剖学実習に関するユニークな取り組みのご紹介です．

最後に，前回の編集後記で「医学はsocial scienceであり，政治にほかならない」という，19世紀の病理学者ルドルフ・ウィルヒョウの言葉を紹介しました．海の向こうでは，新政権のもと，科学研究費削減や公衆衛生政策の基盤を成す連邦健康機関の縮小，多様性（DEI）の否定が教育・研究・診療に大きく影響し，米国だけでなく世界中を震撼させています．それに対して，様々な医学界，学術団体，医師会がウェブサイトや学会誌，機関誌を通して声明を発表しています．本誌も，アカデミックな立場から施策の提案や政策立案に資するエビデンスの発信，意見表明を行える学会誌・学術誌でありたいと思います．

（武田裕子）

Medical Education（Japan）
医学教育　第56巻・第2号（通巻第354号）
令和7年4月25日発行〔隔月刊〕
編集・発行　一般社団法人　日本医学教育学会
　〒112-0012 東京都文京区大塚5-3-13 ユニゾ小石川アーバン4階
　　　　一般社団法人　学会支援機構内
　　　　　　電話 03-5981-6011 FAX 03-5981-6012
発　　　売　株式会社篠原出版新社
　〒113-0034 東京都文京区湯島 3-3-4 高柳ビル3F
　　　　　　電話 03-5812-4191 FAX 03-5812-4292
定価1部 1,760円（本体1,600円）送料63円
〔日本医学教育学会に入会希望の方は上記学会事務所に葉書または電話でご連絡下さい．〕

本誌の予約（会員外の方）について

本誌の予約購読引受期間は1～12月の1年間に限ります（途中月からの購読をご希望の場合は当月から12月までの誌代をお送り願います）．

本誌は最寄りの書店または発売元あてに送り先を明記し，お申し込み下さい．

発売元直接のご予約についての誌代切れご案内は，誌代の切れる前月にお送り致します．誌代が切れますと送本を中止しますので，お早めにお払い込み下さい．

送本先変更の場合は，新旧のあて先に雑誌名を併記してお知らせ下さい．

新時代の
シミュレーション教育へ

NLS 日本ライトサービス株式会社
Nihon Light Service, Inc.

—— 医学教育機器事業部 ——

医学生の知識や技能を確かめる共用試験（CBT／OSCE）の公的化を迎え、これまで以上にシミュレーターの役割も重要となってまいりました。臨床医とともに開発されたCaREは、身体診察の中でも重要な心臓や呼吸器の聴診スキルにおいて、自己学習から実践的な臨床症例までシームレスな学習環境を提供します。脈拍の感覚から患者の心音、肺音の表現に至るまで、学習者を「学びの旅」へと導きます。

CaRE 胸部診察トレーナー

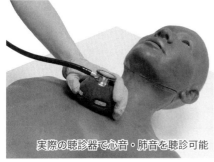
実際の聴診器で心音・肺音を聴診可能

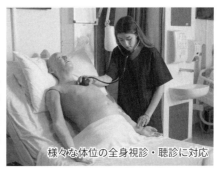
様々な体位の全身視診・聴診に対応

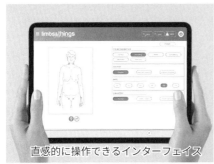
直感的に操作できるインターフェイス

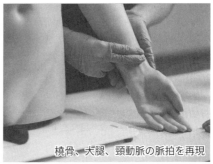
橈骨、大腿、頸動脈の脈拍を再現

医療用シミュレーターの販売やレンタルサービスを通じ、日本ライトサービス株式会社は医学教育分野の新時代のシミュレーション教育にこれからも貢献してまいります。

〒 113-0033 東京都文京区本郷 3-42-1

03-3815-2354　　03-3818-6843　　igaku@nlsinc.co.jp　　www.medical-sim.jp

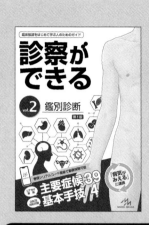

診察ができる vol.2 鑑別診断

- B5判 688頁
- ISBN 978-4-89632-924-7
- 定価 8,800円（本体 8,000円＋税10%）

監修者 〜総合診療医・救急医を中心に25名の専門医が担当〜

野口善令　山中克郎　鈴木富雄　林寛之　生坂政臣　上田剛士　志水太郎　坂本壮
鋪野紀好　鎌田一宏　北野夕佳　佐々木陽典　塩尻俊明　門川俊明　本山景一　ほか

コアカリ準拠　主要症候 39 項目
- 腹痛　● 意識障害　● 発熱　● 悪心・嘔吐
- 動悸　● めまい　● 発疹　　etc.

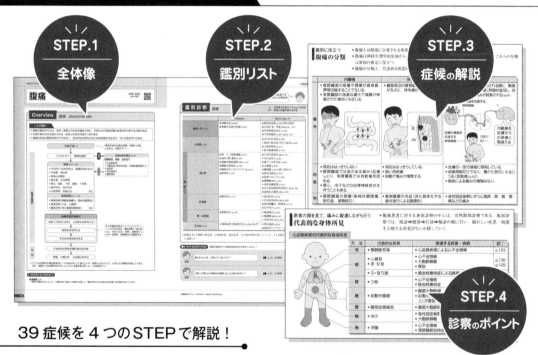

39症候を4つのSTEPで解説！

好評発売中！

株式会社メディックメディア
〒107-0062　東京都港区南青山 3-1-31　KD南青山ビル
営業部 TEL 03-3746-0284　https://www.byomie.com/

詳細やお問い合わせ等は
公式 WEB サイトへ ▶▷
https://medicmedia.com/